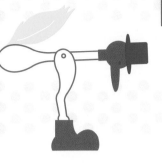

月刊 精神科看護

THE JAPANESE JOURNAL OF PSYCHIATRIC NURSING

2023.5 CONTENTS
vol.50 通巻371号

特集

JN091265

多飲水・水中毒のケア
─「厳しい目」が「柔らかい目」へ─

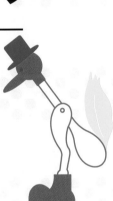

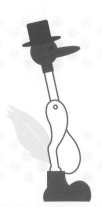

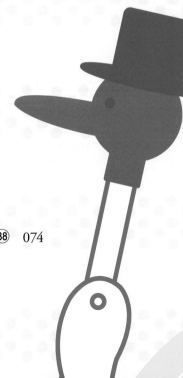

多飲水・水中毒のケア
―「厳しい目」が「柔らかい目」へ

● **慢性多飲症患者の飲水満足量を考える**

水の過剰な制限はそのストレスからむしろ多飲を招くのではないか――。「飲水満足量」の把握という実践を通じて，管理に傾きがちな多飲症ケアのシフトをはかる。

● **申告飲水を定着させる**

水中毒の予防で行われる「申告飲水」。しかし患者さんには申告飲水はハードルが高いもの。そこで身近な「カルピス氷」の導入により申告飲水を定着させる実践を報告する。

● **リカバリーにそった多飲症患者ケア**

多飲水傾向にあり地域での生活が難しくなったＡさん。リカバリー概念にもとづいたケアプランの提供により変化が生じた実践を紹介。キーワードは「その人の希望にそったケア」。

● **"取り締まり"の悪循環から抜け出す３つの視点**

管理からの脱却。多飲水・水中毒のケアはいまここにシフトしている。本稿ではその実現のための３つの着目点，「電解質」「行動」「つながり」についてあらためて検討する。

特集にあたって

◉編集部

　本特集のサブタイトルである，「『厳しい目』が『柔らかい目』へ」という言葉は，特集でもご執筆いただいた市川正典氏から頂戴した言葉です。この言葉の基本的な発想は「目（視線）は，かなりのストレス源になり得ることを肝に銘ずること」にあります。

　多飲水・水中毒のケアにおいて「管理からの脱却」がいわれて久しいですが，臨床では変わらず常にこの問題は残り，患者さんはもとより援助者にも疲弊をもたらしているようです。病棟運営において管理的であることは原則でありつつ，同時にさまざまな問題を出来させる持病のようなものでもあります。

　この二律背反が病棟看護の現実の様相で

あることは踏まえつつ，しかしそれでも，患者さんのリカバリーに向けてできることとは何か，あるいは新たにもつべき支援の発想とはいかなるものかを弛まず思考し続けることが，いま臨床で求められるのではないでしょうか。

　そういった意味で，多飲水・水中毒の（より適切な）ケアの模索というものは，「いかに精神科看護があるべきかを考えること」とほぼ同意なのではないかと考えます。多飲水・水中毒のケアについて扱った本特集のなかで紹介している実践・知見が「管理からの脱却」というシフトチェンジの前に立ち，"よりよりケア"を探求しているみなさまの助けになれば幸いです。

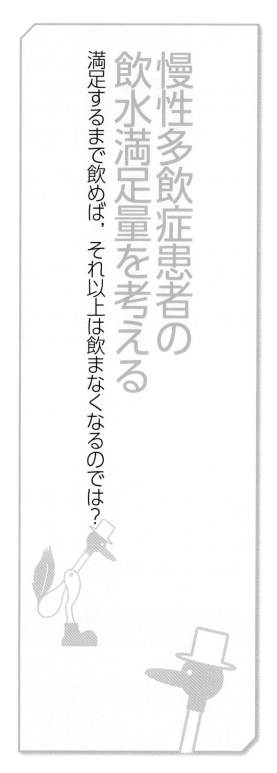

慢性多飲症患者の飲水満足量を考える

満足するまで飲めば，それ以上は飲まなくなるのでは？

執筆者

地方独立行政法人山梨県立病院機構
山梨県立北病院（山梨県韮崎市）
看護師
市川正典 いちかわ まさのり

同 看護師
名取公子 なとり きみこ

はじめに—ストレスは多飲症の一因

多飲症の一因にストレス説がある[1]。

川上らは「多飲症の患者と正しい関係を構築するためには，多飲症と水中毒は同じではないと考え，『多く水を飲んでいる→多飲症→水中毒のハイリスク状態→管理が必要』という安易な発想をしないように心がけることが大切です」[2]と述べている。しかし往々にしてリミット体重に近づくと多飲症＝水中毒と考えてしまうため，安全を重視し，過剰に管理（見張る，注意するなど）しようとする方向とならざるを得ない現状があると考える。

過剰な管理はそのストレスから抗利尿ホルモン（ADH）が過剰に放出され，体内に水分が貯留し，余計に水中毒発作に拍車をかけてしまうおそれがある。特に起床時のベース体重が高いと，そのまま体重が増加してしまい，水中毒発作を起こすのではないかと不安に思い，より過剰に管理しようとする方向に走ってしまう可能性がある。その管理が患者にストレスを与え，多飲に拍車をかけることになる。

表1　多飲症診断基準−日本語版　Polydipsia Diagnostic Criteria–Japanese version（PDC-J）

以下の項目を直近の1年間で評価する。
基準A. I-1.過剰な飲水（例：強迫的な反復性の飲水行動，飲水行動を止めることができない，汚水飲水，頻繁な飲水やコップの持ち歩きが目撃される） 注記：患者の家族や医療スタッフから得られたすべての情報を使用する。 I-2.日内体重変動異常（≧2.5%） II-1.血清ナトリウム低値（<134mEq／L） または血漿浸透圧低値（<275mOsm／L） II-2.尿比重低値（<1.008） III.精神症状出現／悪化 注記：IやIIと同時にくり返し起こる場合のみ，診断を補助する支持的な項目となる。
基準B.現在の状態が尿崩症を引き起こす身体疾患では説明できず，かつ，低ナトリウム血症が身体疾患や利尿薬などの薬剤のみでは説明ができない。
以下の条件で，多飲症と診断する： • 基準AにおいてIのうち1つ以上が存在し，かつ，II-1とII-2の両方が存在する。 以下の条件で，多飲症疑いと診断する： • 基準AにおいてIは存在しないが，II-1とII-2の両方が存在する。

注記：I-2とIIのカットオフ値は，多飲症重症度尺度から引用している。
注記：隔離／身体拘束下にある患者は，開始前の状態をもとに評価する。
注記：多飲症疑いの患者は，基準Aを注意深く観察する必要がある。

飲水満足量に関する研究に取り組む

　木村の文献[3]の体重増加率と体重総量値および上限値の表から，多飲症患者は朝の体重にかかわらず，おおむね一定の体重まで水分摂取していることが判明したという記載を目にした。筆者らはここから示唆を得て，朝の体重が増えたからといってやみくもに心配し制限をかける必要はなくなるのではないか，また，リミット体重を設定する際に役立つのではないかと考えた。

　木村の文献以外に飲水の上限に関する研究は見あたらなかった。飲水の満足量が存在することを証明することで，起床時の体重が増加している場合，むしろ体重が減少していく可能性があること，それにより「朝から多くの水を飲んでいる→満足量があるので管理しなくても大丈夫」という発想にシフトでき，看護師側にゆとりが生じるのではないかと考えた。そこで，筆者らは，①慢性多飲症患者の飲水満足量の存在を把握する，②研究対象5名の体重増加率の平均値がどれくらいの％であったかを把握する，③リミット体重の設定について考察する，の3点を目的とした研究に取り組むこととした。

　なお研究期間はX年7月〜12月。分析方法としては過去に入院していた重度の多飲症患者5名（「多飲症診断基準（表1）」を満たし，研究期間中の「多飲症重症度尺度（表2）」の平均点数は19.4点であった[4]。全員が，過剰な飲水で日内体重変動率は4%以上あり，精神症状出現や多尿／頻尿がみられていた）の体重測定データを起床時（6時30分）の体重の重さ順に分類し，起床時体重と1日の体重増加率の変動を分析す

表2　多飲症重症度尺度−日本語版　Polydipsia Severity Scale−Japanese version（PSS-J）

以下の13項目を直近1週間において評価する。	
項目	点数
（1）過剰な飲水	
a. 滅多にない（例：1週間に1回以下）	1
b. 時々みられる（例：1週間に数回）	3
c. ほとんどみられる（例：ほぼ毎日）	4
（2）汚水飲水	5
（3）日内体重変動	
a. ≧2.5%	3
b. ≧4%	5
（4）血清ナトリウム低値	
a. 130−	2
b. 129−125 mEq／L	3
c. 124−120 mEq／L	5
d. <120 mEq／L	7
（5）血漿浸透圧低値（<275mOsm／L）	3
（6）尿比重低値（<1.008）	2
（7）意識障害	
a. もうろう／意識混濁	6
b. 意識消失	7
（8）けいれん	7
（9）ふらつき／歩行困難／転倒	5
（10）精神症状出現／悪化	4
（11）多尿／頻尿	3
（12）尿失禁	3
（13）嘔吐	4
合計	59

注記：隔離／身体拘束下の患者も同様に評価する。

る（5名とも隔離していない期間に限定）こととした。なお，本稿での報告については北病院研究倫理委員会の承認を得た。

飲水満足量とは？

　飲水満足量とは，1日のうち，飲水による体重増加は，やみくもに増えるわけではなく，おおむねある一定の飲水量に達すると満足感が増し，ストレスが加わえられていない状況下においては増加しなくなるという仮説にもとづき，慢性多飲症患者自身が満足する上限の量と定義する。

結果

　体重測定データを，起床時（6時30分）の体重別に分類し，起床時体重と1日の体重増加率の変動をそれぞれ分析した。紙面の都合により，一例としてA氏のみ掲載する（表3）。表3と同様に分析した5名分をまとめた1か月間の月間の起床時体重と平均体重増加率の変動については図1を参照。また，5名の平均起床時体重と体重総量値との関係については図2を参照。

　対象5名の体重増加率の平均上限値+7.0%であった。この間，5名に水中毒症状は見られていない。

　図1と図2より，おおむね，朝の体重高値時は体重平均増加率0.6〜1.2%と低く，朝の体重低値時は体重増加率4.6%と高かった。

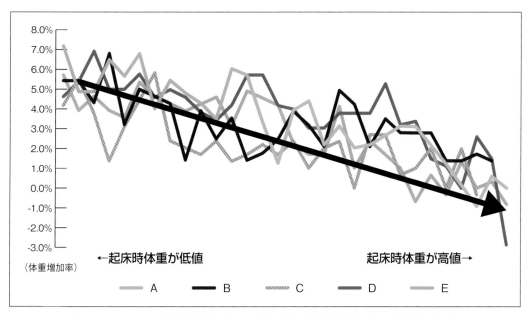

図1　1か月間の起床時体重の重さの順と平均最大体重増加率の変動（患者別）

表3　A氏の起床時体重の重さの順と体重増加率

A氏：X年1か月分の体重変動（中略）		
6時30分時	最大増加時	体重増加率
61.3kg	65.7kg	7.1%
61.5kg	64.5kg	4.9%
61.5kg	64.5kg	4.9%
61.6kg	65.6kg	6.5%
61.8kg	65.3kg	5.7%
中略		
64.1kg	66.1kg	3.1%
64.6kg	66.0kg	2.2%
64.7kg	65.5kg	1.2%
65.7kg	65.8kg	0.2%
65.7kg	65.1kg	-0.9%
65.8kg	66.2kg	0.6%
65.7kg	65.8kg	0%

考察

1) 飲水満足量の発見

　木村は「朝の体重にかかわらず概ね一定の体重まで水分摂取していることが判明した」[3]と述べている。

　今回，木村の文献を参考にしながら，体重測定データを6：30時点の体重別に分類したところ，6：30時点の体重にかかわらず，ほぼ一定の体重まで飲水していることがわかった。また，朝の体重減少時には平均体重増加率が大きく，逆に増加すると平均体重増加率が小さいことがわかった。このことは木村の文献と一致する。

　今回の飲水満足量の発見によって，朝の体重が増えても，予想していたよりはその後の体重は増えず，むしろ低くなる傾向にあることがわ

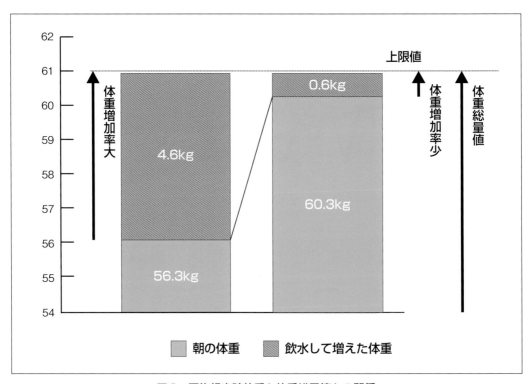

図2　平均起床時体重と体重総量値との関係

かった。

2) 飲水満足量の意義について

　いままでは朝の体重が増加しているとあっという間にリミット体重を超えてしまうのではないかと心配し，患者を過剰に管理しようとする方向に動いてしまう傾向にあった。しかし，今回の飲水満足量の発見により，朝の体重が増加しており，水分貯留傾向が強いと判断しても，管理しようとする方向ではなく，飲水による満足感が満たされれば，その後には下がっていく可能性を考慮でき，そのことが看護師のゆとりにつながった。看護師がゆとりをもつことで，患者にストレスを与えないよう心がけることが，水中毒のハイリスク状態を防ぐためにもっ

とも重要となるものと考える。

3) オピオイド説から考える

　内因性オピオイドは体内でつくられ，生理的状況あるいは生体に危機が迫ったときに放出される物質で，多飲水による低ナトリウム血症もオピオイドのもつモルフィン作用を増強させるため水嗜癖が起きるという。これが，低ナトリウム血症が脳内の麻薬用物質の活性化と関係しているとするオピオイド説である[5]。高揚感や満足感が高まり，ストレスが緩和されるために飲水欲求が弱まるのではないかと考えられる。逆をいえば，高揚感や満足感が高まる前に飲水をとめられるため，さらに飲水欲求が強くなってしまうのである。

実際に多飲症の患者に対して、「なぜ、水をたくさん飲むのか」と質問した結果についての報告では、多飲により気分がよくなるという意見が多く見られている。特にMillsonらの調査によると、多飲症を合併した慢性統合失調症患者の85%が「気分がよくなるから」と回答している[6]。

4) リミット体重（目標体重）の設定について

川上らは、リミット体重の設定について、体重×1.05を目安としていた（それ以上の設定を推奨）[7]。リミット体重とは上限ではなく、あくまでも目標体重であることはいうまでもない。

今回紹介した5名の研究では、体重増加率7%で飲水上限量を迎え、満足感が得られ、ストレスさえ加わらなければ自然と減少する可能性があることがわかった。リミット値を体重×1.07以上で設定したうえで、そのリミットを超えたところで採血し、Na値を調べ、その値が正常値に近く、セルフケアに影響がなければ、リミット体重とするか、ゆるめにさらに上の設定にすることで、飲水満足量に近づくのではないかと考える。

川上らも、外来の多飲症患者のリミット体重の設定について「筆者は経験上、ある数日間でいちばん重い体重をもとに、ゆるめにリミットを設定することにしています」[8]と述べている。

今回取り組んだ研究を通じて、慢性多飲症患者の飲水は、飲水満足量に達しても、飲水パターンを把握し、こちらが過剰の管理をしなければ、むしろ自然に体重は減少していく可能性がある。逆に、この状態において、過剰の管理によるストレスを加えることは、飲水による満足感を下げ、さらなる飲水に走らせることになりかねず、抗利尿ホルモン（ADH）も放出され、緊急を要する状態（水中毒）に至らしめてしまう。

慢性的に飲水し、恒常的に低ナトリウム血症がある患者は、低ナトリウム状態に身体が慣れており、「水耐性」になっている人である。ゆえに水中毒の危険を知らせる兆候がまったく見られないならば、なおさらリミット体重を厳しく設定する必要はないものと考える。退院をめざしている患者のリミット体重は、たとえ入院中であっても厳しく設定する必要はないといえる。

結論

筆者らが本稿で紹介した実践・研究をとおして見出した結論は以下のとおりである。
①慢性多飲症患者には飲水満足量が存在する可能性がある。
②朝の体重減少時には体重増加率が大きく、逆に増加時には体重増加率が小さくなる可能性があることがわかった。
③研究期間中の5名の体重増加率の平均値は+7.0%であった。
④リミット体重は体重×1.07以上に設定することで飲水満足量に近づくことができる可能性がある。

おわりに

　本稿で紹介した研究は，当院入院歴のある患者5名のみを対象としているため，一般化には限界がある。また，本研究は，飲水パターンを把握した慢性多飲症患者のみを対象としている。ただし，慢性多飲症患者であっても急性増悪時や環境，精神症状によって，最終的な結果または研究成果に影響を及ぼす可能性がある。今後は同様の知見を積み重ねていく必要があると考える。

〈引用・参考文献〉
1）川上宏人，松浦好徳ほか：多飲症・水中毒 ケアと治療の新基軸，医学書院，p.162, 2010.
2）前掲書1），p.20.
3）木村英司：精神科における病的多飲水・水中毒のとらえ方と看護．すぴか書房，p.38-39, 2011.
4）向山純子，市川正典：A病棟における多飲症患者の再評価 最新の診断基準・重症度尺度を用いて．精神科看護，49（6），p.68-72, 2022.
5）吉浜文洋：水中毒・多飲症患者へのケアの展開，精神看護出版，p.68, 2010.
6）前掲書1），p.163.
7）前掲書1），p.83-84.
8）前掲書1），p.201-202.

● 情報BOX

▶ひきこもり（SDS）支援セミナー

和歌山県内でひきこもり（SDS）の方への支援を行っている支援員・代表者，行政機関の職員などを対象に，実際の支援や関わり方に役立つセミナーを開催いたします。ひきこもり支援に携わるみなさまの参加をお待ちしています！

主催：特定非営利活動法人精神医療サポートセンター訪問看護ステーションいしずえ和歌山
日時：2023年5月21日（日）　9：45開場
会場：HOTEL CITY　INN　WAKAYAMA 4階アーバンルーム（和歌山県和歌山市）
定員：120名（このセミナーは事前申込制です）
参加費：無料
お問い合わせ：特定非営利活動法人 精神医療サポートセンター訪問看護ステーションいしずえ和歌山
　　　　　　　Tel：0736-79-3761
プログラム
　第1部　10：15～11：45
　　「話を聴いて終わらないひきこもり支援－山根モデルの効果」
　　山根俊恵（山口大学大学院医学系研究科教授／NPO法人ふらっとコミュニティ代表理事）
　第2部　12：00～13：30
　　「ひきこもり支援の実際—TIC実践の最前線から」
　　田邉友也（特定非営利活動法人 精神医療サポートセンター訪問看護ステーションいしずえ代表理事）
　第3部　質疑応答　13：30～

申告飲水を定着させる
カルピス氷を活用した試みの効果

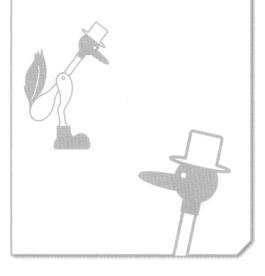

執筆者

地方独立行政法人山梨県立病院機構
山梨県立北病院（山梨県韮崎市）
看護師
市川正典 いちかわ まさのり

同 看護師
飯高直也 いいたか なおや

はじめに―申告飲水について

　水中毒を予防する方法の1つに申告飲水がある。申告飲水とは「患者の飲水場所を限定するというもの。基本的に『看護室』に限定する。つまり，水を飲みたいと申告してきた患者に看護師の前で，飲水をしてもらうこと」[1]である。申告飲水の効果には，以下の点があげられる。

①水を飲むことを制限されないことで，受け入れてくれているという安心感を得ることができる（緊張状態から抜け出せる）

②コップで飲むことで，蛇口から直接飲むことに比べ，多量に飲むことを防止できる

③飲んだ量を把握しやすく，むやみな制限を与えないで済む

④かかわる機会が増える

　申告飲水が定着することで，申告飲水の量と1日の飲水量とが等しいことになる。つまりどの程度，飲水しているかがわかり水中毒のリスクも判断できる。しかし，気まずい思いをして看護室に水をもらいに来なくても，水分を摂取できる方法はあるため，申告飲水が定着しない

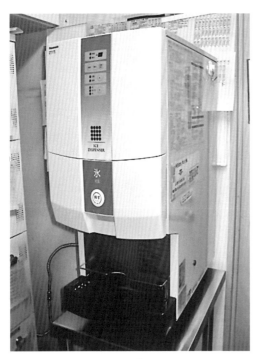

図1　アイス・ディスペンサー
・冷たい水を飲みに来れる環境をつくっている（申告飲水）
・冷水にすることで1杯の満足感を高める
・氷が入るので，水かさが増す（つまり同じ1杯だが，水量は0.5杯分）

ことも多い。そこで地方独立行政法人山梨県立病院機構山梨県立北病院（以下，当院）では申告飲水用に，2018（平成30）年より看護室にアイス・ディスペンサーを設置している（図1）。アイス・ディスペンサーの導入前にはクーラーポットを活用していた（図2）。本稿では，申告飲水の定着に向けた試みを紹介する。

多飲症患者A氏との出会い

筆者らは，2019（令和元）年4月から患者A（以

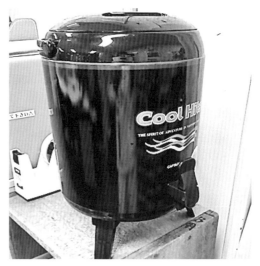

図2　4年前まで使っていたクーラーポット
氷を入れておけば，アイス・ディスペンサーとある程度同等の役割を果たす

下，A氏）を受け持つこととなった。A氏は30代の男性で統合失調感情障害であった。当院に入院時（X-10年）は精神症状不安定と多飲症のため，隔離処遇をくり返していた。申告飲水を勧めるが定着せず，X-3年ごろからリミットオーバーすることがくり返されていた。X-3年8月，水中毒発作にて意識が消失し，救急搬送で総合病院を受診した。その後もリミット体重をオーバーすることが増え，隠れ飲水が考えられた。

そこでチームで検討し，申告飲水を定着させるため，看護室に申告飲水に来るごとにカルピスの原液を水で希釈させ，1cm四方の大きさで冷凍庫にて凍らせたもの（以下，カルピス氷）を通常の氷水の上にのせ，1個ずつ渡す試みを始めた。

開始後は，看護室にカルピス氷を求め申告飲水に来る姿が多く見られるようになって水中毒発作を起こすこともなくなった。しかし，評価

することなく3年が経過した。筆者らは，カルピス氷の活用が申告飲水を定着させることにつながったのではないかと考え，この試みについて研究を通じて振り返ることとした。それにより，この先の多飲症患者に対してのかかわり方の1つの方法を確立させることができ，多飲症分野における発展に貢献できると考えた。

申告飲水を定着させるための研究

多飲症の先行研究において申告飲水を定着させるための方法に関する研究は，ほとんどなかった。そこで，多飲症患者に対しカルピス氷を活用した申告飲水への効果を明らかにすることを目的とした研究に取り組むこととした。

調査期間は，X-3年8月〜X年12月27日であり，分析方法としては，①カルピス氷を活用した効果をカルテの情報から参照し，体重に関する言動や医療者とのかかわりに関する情報を収集し，②カルピス氷を活用する前後の日内体重変動率（以下，NDWG：図3）と申告飲水の回数を比較検討することとした。この研究の実施は北病院倫理審査委員会の承諾を得ている。

カルピス氷導入前後の変化

1) 水中毒発作を起こしていた時期（X-3年7〜8月）

就寝前の体重測定でリミット体重を超えなければ，トークンとして，翌日に100円がもらえるというかかわりを実施していた。しかし，徐々に効果が得られなくなり，度重なるリミッ

- 水中毒発作の危険性が高いと推測される場合に活用される指標。「朝の体重」を基準に，測定時に何パーセント増加した状態かを数値で表す。
- NDWGの算出方法

$$NDWG (\%) = \frac{(X時の体重-朝の体重)}{(朝の体重)} \times 100$$

図3　NDWG（日内体重変動率）

ト体重オーバーに対して看護師も注意して観察する日々が続いた。水中毒発作が2回あり，初回は他病院に救急搬送された（Na126）。X-3年7〜8月にかけての平均NDWGは8.3%，9%以上は9回，10%以上は2回あり（図4），平均申告飲水回数は15回（図5）であった。

2) カルピス氷を開始した時期（X-3年11〜12月）

水中毒発作が続いたため，医師とカンファレンスをし，対応策を検討した。申告飲水を習慣づけるために申告飲水に来たらチョコを1つ渡すことにした。しかし，金銭面の問題と他患者がうらやましがるという問題が生じた。そこで試行錯誤した結果，本人が好きなカルピス氷（図6）にたどり着いた。カルピス氷を求め申告飲水に来る回数が増えていった。以降，水中毒発作はなくなった。X-2年3月，定着したかを確認するためにいったん終了予定となったが，主治医からの要望で継続となった。X-3年11-12月にかけての平均NDWGは4.0%（図4），平均申告飲水回数は47回（図5）であった。

3) 退院前の状況（X年2〜3月）

その後も申告飲水に頻繁に来ることが継続され，水中毒発作も見られなかった。多飲のセル

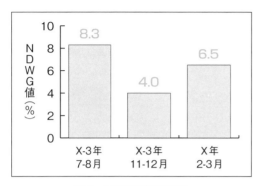

図4　NDWG値の変化

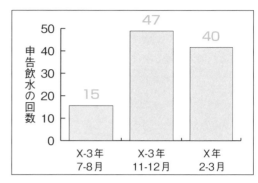

図5　申告飲水の回数の変化

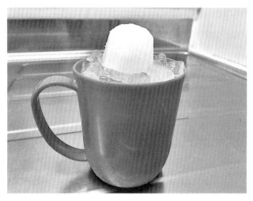

図6　カルピス氷の実際の写真

フコントロールができるようになったため、転院が決まった。転院先のニーズに合わせ、カルピス氷を転院1か月前からやめて申告飲水に来るか確認したところ、変わらずに申告飲水に来ることができており、飲水に関するセルフケア能力も保たれていたため、転院となった。X年2〜3月にかけての平均NDWGは6.5%（図4）、9%以上はなく、平均申告飲水回数は40回（図5）であった。

A氏が水中毒発作を起こしていた要因

　川上らは「多飲症患者に対する『取り締まり』が強くなると、病棟スタッフの目を避けた場所での『隠れ飲水』がはじまり、それが水中毒にとっては最も危険な状態であること」[2]と述べている。

　研究開始前は、申告飲水を上回る隠れ飲水によりリミット体重を超えることが増えた。申告飲水に来るが看護師のチェックが厳しくなり、水を控えるように声かけされるなど、申告飲水に来にくい雰囲気となり、隠れ飲水に走るという悪循環が生じていたものと考える。申告飲水は、看護師との関係や看護師の対応が重要であり、「また来たの」という雰囲気をかもしだしているだけでも、A氏にとって申告飲水に来ることは、心が重くなるような状況となり、ストレスが増大していたことが考えられた。

　ストレスの増大により、抗利尿ホルモン（ADH）が放出され、体内に水分が貯留しやすい状況も拍車をかけたことや、クロザリル内服中の患者にて発作の閾値が下がっていたことも一因と考えられた。

申告飲水定着に向けた
カルピス氷の効果

申告飲水が定着することについて，川上らは「患者に申告飲水が定着したならば，それはすなわちスタッフの前で飲水する量が，1日の飲水量とほぼ等しいことになります。(中略) 体重測定と同様，申告飲水により，患者がいまどの程度飲水をしているかが明確にわかり，水中毒のリスクも判断できるでしょう」[3] と述べている。A氏が楽しみにしているカルピス氷を導入することで，申告飲水するとおいしいカルピス氷が食べられ，結果として，隠れ飲水が減少し，NDWGの安定にもつなげられた。頻繁に申告飲水に来ることでコミュニケーションもはかれ，A氏の状況も確認でき，異常の早期発見・介入ができるという看護師の安心感にもつなげられた。

またカルピス氷は安価で，申告飲水の氷の上にのせて渡すので，他患者に見られてもいままでの氷水と変わらないというメリットがあるため，継続することができた。また，カルピス氷を開始するにあたって，再度申告飲水の意味を看護師同士で確認したこと，たとえチェックが厳しいなとA氏が感じる看護師がいたとしても，A氏のカルピス氷を食べたいという思いが上回ったことも一因となった。

一方，デメリットとしては，一手間かかることであった（冷凍庫からスプーンでのせたり，カルピス氷を原液からつくる作業）。しかし，メリットのほうがデメリットを上回る効果が得られていたため，継続につなげられた。

またカルピス氷がなければ，申告飲水に来な

くなるのではないかということも懸念された。しかし，申告飲水回数はほとんど変わらず，水中毒発作が見られていた時期に比べ，NDWGも約2%減少した。依然として高値ではあるが，セルフケア能力も安定することで日常生活への支障もなくなり，申告飲水が以前よりも定着されたことがわかった。そして申告飲水が定着することにより，隠れ飲水を減らす効果があることが証明できた。

おわりに―申告飲水という方法が広まることを願って

申告飲水を定着させるために，カルピス氷は効果的であった。申告飲水が増えることで隠れ飲水が減少し，飲水に関するセルフケア能力も安定した。

「孤独な行為である水中毒」の予防に対して，看護師の前で飲水する申告飲水という方法は多少は役立つのではないかと考えている。また，たとえ1日10リットルを超える飲水を行ったとしても，ゆっくり時間をかけて飲み，排泄能力を超えないようにすれば，必ずしも水中毒を起こすわけではないので，申告飲水という方法が広まることを切に願っている。

〈引用・参考文献〉
1）川上宏人，松浦好徳編：多飲症・水中毒 ケアと治療の新基軸．医学書院，p.97，2010.
2）前掲書1），p.33.
3）前掲書1），p.99.
4）木村英司：精神科における病的多飲水・水中毒のとらえ方と看護．すぴか書房，2011.

リカバリーにそった多飲症患者ケア

執筆者

公益財団法人住吉偕成会住吉病院
（山梨県甲府市）
精神看護専門看護師
佐野あゆみ さの あゆみ

はじめに

　多飲症患者の60〜80％は統合失調症であるといわれています。しかし，そのほかにも気分障害や精神発達遅滞，認知症，頭部器質疾患，アルコール依存症，神経症圏，摂食障害などで報告が認められています[1]。実際みなさんの所属する精神科病院においても多飲症患者がいらっしゃると思いますが，入院している患者の疾患別の割合において統合失調症患者に多くみられているのではないでしょうか。

　公益財団法人住吉偕成会住吉病院（以下，当院）においても統合失調症患者に比較的多く多飲症がみられています。当院のような単科の精神科病院においてはなんらかの合併症があり，精神症状のみならず，身体的ケアも必要な方も多く入院しています。退院後の生活を見すえ，入院中に精神症状の改善だけではなく自身の身体的ケアにも目を向けられるよう支援・教育することも必要となります。

　当院では“recovery”（リカバリー）を理念として治療およびケアを実施しています。“recovery”は直訳すると「回復」を意味しますが，精神保健分野で「自己実現」や「生き方」を主体的に追求するプロセスとされています。当院においても自身の「希望」や「夢」ととらえ，患者さんの

みならず医療者も同様にリカバリーをもち続けています。今回は多飲症患者のリカバリーにそったケアの実際を報告したいと思います。

ケースの概要

A氏は50代の女性。短期大学卒業後，栄養士として働いていたときに統合失調症を発症しました。その後，農家へ嫁ぎ一児をもうけ専業主婦をしていましたが，家事に追われ次第に受診も中断してしまいました。徐々に夜間の不眠や幻覚も著明になり日常生活もままならなくなり，警察や保健所経由で受診先であった当院へ第1回目の入院となりました。その後も入退院をくり返し，最終的に夫が息子を引き取り，離婚することとなりました。

離婚後，A氏は当院近隣のアパートに1人暮らしの生活を送っていました。定期的な通院と内服管理を自身で行うことで精神症状が安定していた時期は，当院のピアサポーターとしてスタッフとともに訪問看護をしていました。しかし，精神疾患以外に糖尿病やうっ血性心不全の身体疾患もあり，徐々に身体的なサポートも必要となり，生活保護を受けながら訪問看護やヘルパーなどのサービスを導入した生活を送ることとなりました。そのような状態であっても「働きたい」というA氏の希望もあり，日中はB型作業所に通所していました。

しかし，昨年末から怠薬によりB型作業所の利用者に被害妄想をもったため通所できなくなってしまい，B型作業所を辞め自宅へひきこもる生活を送っていました。訪問看護師が訪問すると手足の浮腫が著明で息苦しさを訴えるA氏

がリビングに横たわっており，訪問看護師はA氏を連れ当院へ受診し，A氏はそのまま入院の運びとなりました。

入院時の状況

A氏は以前にも水中毒により総合病院へ搬送され治療を受けた経緯があり，そのため多飲水による身体疾患の悪化がより懸念されていました。今回も身体的影響はかなり大きく，主治医も内科的治療を受けている身体科病院へ問い合わせ，A氏の1日の水分摂取量を決めました。しかし入院当初は，水分摂取量と内服の必要性を主治医や担当看護師が説明しましたが，A氏は怠薬の影響もあり理解を得ることはできませんでした。

多飲水による日常生活への影響も大きく，日中は臥床して過ごし1日中紙パンツを使用していました。紙パンツを使用していても尿量が多いため，1日に何回も全身更衣をしていました。更衣のたびに汚染衣類はクリーニングに出していましたが，最終的にはクリーニングが間に合わず，病棟用衣類を貸し出すまでになりました。A氏自身の問題のみならず，頻回な尿失禁による病室内の尿臭も強く，こまめに室内の換気やシーツ交換，ベッドまわりの清掃を行い，A氏への苦情が来ないよう心がけましたが，完全に尿臭を消すことは困難を極めました。

入院時カンファレンスにおいても「A氏の現在の生活は破綻しており，身体的状態を考えても退院後の単独生活は困難であり，今後は内服や身体管理もしてもらえる施設入所がよいのでは」と他職種からも意見があり，施設入所も考

慮した治療および退院計画となりました。

ケア計画とケアの実際

入院時カンファレンスでは，退院後は施設入所という方向で考えられていたA氏の今後ですが，A氏の担当であるB看護師がA氏の思いを尋ねたところ，「退院してアパートでまた暮らしたい」と自身の希望を話しました。そこでB看護師を中心にA氏のリカバリーに向けたケアプランが立案されました。

1) A氏セルフケアの確立に向けて

(1) 飲水制限

まず，主治医と相談して食事などの水分以外の飲水量を1日1,600mlに設定しました。「口が乾く。水が飲みたい」と話すA氏の希望にそい，朝・昼・夕の3食の際に提供するお茶，朝・昼・夕・就前薬の水，そのほかに起床の6時から就前まで30分おきに看護室へ来て飲水してもらうようそれぞれの水分量を測定し，各勤務帯のどのスタッフでも同じように対応できるよう，飲水時間と時間ごとの飲水量の一覧表をB看護師が作成しました。時間ごとの飲水量に合わせ3種類のA氏専用のコップが用意されました。ちなみに30分おきのコップは小さな薬杯に30ccとなりました。コップの準備が整ったためA氏に説明し納得されたため，常に離さず持ち歩いているコップを預かりました。

(2) 体重測定

適切に飲水できているか深夜帯・日勤帯・準夜帯の3回実施しました。

(3) 確実な内服

身体的ケアと同時に精神症状の改善をはかることはA氏にとってたいへん重要です。怠薬による影響で精神症状が悪化したため日常生活が営めなくなったA氏。A氏自身でセルフケアが確立できるように確実な与薬は看護職の重要な業務とスタッフ間で再確認しました。

2) 退院支援―回復したA氏の姿をみてもらうことでの変化

A氏の精神的，身体的な回復がみられたため退院へ向けたカンファレンスを実施しました。カンファレンスには主治医やケースワーカーのほか，地域生活を支える訪問看護師も参加されました。B看護師はA氏のケアの実際について一覧表を添えて説明し，A氏の退院後の生活に対する思いを伝えました。

カンファレンス開始時は，「A氏の単独生活は困難」という声もありました。しかし，A氏の精神症状が改善されていること，身体的変化もみられていること，何よりもA氏がアパートでの生活を望んでいることをB看護師はていねいに説明していきました。退院計画における目標の基本は，クライアントが健康と自立において最適なレベルに到達することです[2]。そこで担当ケースワーカーや訪問看護師に，回復したA氏と面談してもらいました。ケースワーカーや訪問看護師は，回復したA氏から直接思いを聞くことができ，「いまのAさんなら大丈夫」と本人が望むアパートへの退院に向けたサポート体制の提案があり，A氏も受け入れ，地域支援の準備が始まりました。

A氏に起こった変化

内服を再開して精神症状も回復したA氏に再度水分摂取量について説明したところ，A氏も納得されました。B看護師もできるだけ本人の希望をくんだ摂取方法について考え，飲水時間と時間ごとの飲水量の一覧表をA氏に渡しました。A氏は一覧表を目に入りやすい壁に貼り，時間どおり看護室へ飲水に来られました。プラン開始当初は，「いくらコップを預かっても水道から飲んでしまうのではないか」とほかのスタッフからは心配の声があがりましたが，A氏は病棟の水道水を飲むことはなく，決められた時間に飲水することを守ってくれました。そのため，体重の日内変動もみられず，徐々に尿失禁も減っていき，A氏自身や病室内の尿臭もなくなりました。

なによりもA氏のセルフケアが向上し，OTなどへの参加もみられるようになり，退院後の生活へ向けた前向きな発言も聞かれるようになりました。A氏と面談した主治医やケースワーカーも回復したA氏の希望を叶えたいとアパートへの退院準備を進めました。また，A氏もB看護師や病棟看護師と自宅の片づけと生活準備のための外出をくり返し行い，その後，無事アパートへの退院を実現させました。

ケースの振り返りと学び

A氏の退院後，B看護師をはじめとする病棟スタッフと多飲症患者ケアについて振り返りを行いました。B看護師自身も，「はじめは本当に

Aさんが看護室での飲水時間と飲水量を守ってくれるのか不安だったが，きちんと守ってくれた。今回のケアでは，なによりもAさんの協力があったからこそケアにつながったと思う。Aさんが飲水制限に協力してくれたのは，今回の入院をとおして，退院してアパートで暮らしたいという今後生きていくうえでの目標ができたからだったのではないかと思う。だからこそ，協力してくれたAさんの希望であるいままで送ってきた地域生活に戻ることを叶えたいと思った。協力してくれたのは，Aさん自身が身体的な部分も含め，『このままではマズイ』と思ったのかもしれない。Aさんの希望を叶えるためには病棟で行った教育に関する情報提供など地域へつなげ，また退院後の生活に活かせてもらうことが大切だと感じた」とケアを振り返っていました。

また，病棟スタッフからは「いまは以前ほど水を飲みすぎて噴水のような嘔吐をして，けいれん発作を起こす水中毒の患者さんはほとんどみなくなった。また激しい口渇を訴える人もいなくなったと思う。きっと薬も単剤化され，その薬剤の効果も大きいのかもしれない」という意見も聞かれました。

おわりに

多飲症患者のみならず，精神看護において筆者が大切にしたいと考えていることは，自尊感情の確立です。つまり自尊心の低下がないようにしたいということです。健康な身体がストレスにうまく耐えられるのと同様に，適切な，あるいは高い自尊感情をもっている人は精神的な

困難をうまく処理できます[2]。怠薬せずにきちんと内服している方でも多飲水により血中濃度が下がり，薬剤効果が正しく得られないこともあります。

A氏のようにいままで日常生活においてセルフケアができ，就業して社会生活を送っていた方がなんらかのきっかけでそれができなくなり，生活が破綻し入院することで「どうしてこうなってしまったのか。もう働いて生活できないのか」と自尊感情は低下します。だからこそ，入院したことをチャンスととらえてもらえるような患者1人1人のリカバリーにそったケアが，退院後の生活に大きな影響をもたらすのではないかと考えています。

多飲症に関して，多飲症を「よくする」という言葉は，必ずしも「多飲症でなくなる」ということではなく，患者の精神症状や日常生活レベルに見合った場所において，生活を邪魔しない程度に多飲症を安定させることで，そして看護職の役割として，本人や家族が病気や病態を理解し受け止め，生活の場に帰ろうと前向きに考えることができるよう，わかりやすい情報提供や退院後の生活を再構築できるようにともに

考えるなどの支援が重要となります[3]。

多飲症を安定させることで薬剤効果もみられ精神症状が改善し，身体的な負担も軽減されることで心身ともに回復され，生活の「再構築」をはかることができます。筆者は特に「再構築」が重要だと考えています。なぜならば，入院生活に修得できたことを退院後も継続していくことがA氏にとってのリカバリーへのスタートであり，A氏1人では困難なことでも応援してくれるサポーターが1人でも多く存在することで，本人が望む地域生活を送れるものと信じています。

〈引用・参考文献〉
1）川上宏人，松浦好徳編：多飲症・水中毒 ケアと治療の新機軸．医学書院, p.29, 204, 2011.
2）ジュディスM.シュルツ，シェイラL.ヴィデベック，田崎博一，阿保順子，佐久間えりか訳：看護診断にもとづく精神看護ケアプラン．医学書院, p.54, 2007.
3）公益社団法人山梨県看護協会，退院支援マネジメントガイドライン検討会議：退院支援マネジメントガイドライン. p.8, 2015. https://www.yna.or.jp/wp-content/uploads/2015/06/4f5d4dc71e5315b81b2a79fd9b0518ff.pdf（最終閲覧日2023年3月25日）

"取り締まり"の悪循環から抜け出す3つの視点

執筆者

医療法人明和会琵琶湖病院
（滋賀県大津市）
精神看護専門看護師／公認心理師
杉山 悠 すぎやま ゆう

はじめに

　多飲水のエピソードを振り返ると，患者さんに対して私も「見張る」「叱る」「制限する」といった，"取り締まり"になっていた過去を思い出します。そうした取り締まり行為は，結果的には「追いかけっこのくり返し」となり，私も患者さんも疲弊していく一方でした。そのため取り締まりをやめて，患者さんの言葉に耳を傾けていくと，「気の紛らわし方がそれしかない」「なんとなくさびしく感じる」といった声が聞かれるようになりました。もしかすると患者さんの発言の裏には，自分の話を聞いてほしい，つらさをわかってほしい，ねぎらってほしいという思いがあったのかもしれません。はじめは心配に思う気持ちが，取り締まりの関係からいつしか権力勾配を生み，悪循環に陥ってしまった経験は，私の教訓として印象に残っています。

　たとえばダイエットでも，食べたい気持ちを抑えて無理に我慢をしていると，夜食に手を伸ばしてしまうことがあります。その結果として，本来の目標を達成できないばかりか，イライラしたり体調を崩すなど，よくない事象を招いてしまうことも少なくありません。多飲水でも同じく，かかわっている／入院している間は落ちついていたとしても，かかわらなくなる／退院

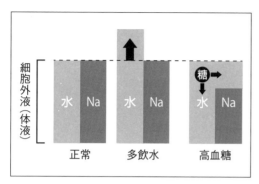

図1　体液中の水とナトリウムの関係

するとしばらくして状態が悪くなり，飲水管理や再入院をとおして追いかけっこがはじまるように感じます。最終目標は多飲水がとまることよりも，私たち支援者がいなくても自分で考えて行動できる必要があります。そのためには，患者さんとの取り締まりの関係ではなく，言葉を重ねていくことが大事だと考えます。そこで今回は3つの視点から，多飲水について振り返ってみたいと思います。

電解質に注目する

　多飲水でよく見られる状況は，口さびしさや空腹を紛らわせるために，一度に大量の水を飲むケースです。水分を多く摂りすぎることで身体に起きる症状として，体液が薄まると同時に塩分も薄まり，低ナトリウム血症が引き起こされます。軽症では頭痛や倦怠感，症状が進行すると傾眠や意識障害も出現しますが，慢性的にナトリウム値が低下していたり，ゆっくりとした進行であれば，症状に気づかないことも多いです。注意が必要なのは，不足しているナトリウムを補う目的で，追加の塩分摂取を促しては

いけないことです[1]。多飲水の場合，水分の過剰によって体液量が増加していることから，身体のナトリウム量が正常でも，相対的にナトリウムが低値となってしまうためです（図1）。

　そのため，ナトリウムを投与すると体液量がさらに過剰となり，浮腫の出現や内臓への負担を招いてしまう場合もあります。多飲水の基本は，コップのサイズを変えたり飲水を複数回に分けるなど，一度に大量の水を飲まないように工夫することが大切です。

　また，飲み物の種類にも気をつける必要があります。ジュースやスポーツドリンクには高い濃度の糖質が含有されており，血糖値が上昇すると血液内の血糖濃度を下げるために，飲水を促す口渇感が生じます。さらに高血糖や高タンパク血症，脂質異常症では身体のナトリウム量が正常でも，水分を血液内に引き込むことにより体液中のナトリウム濃度が低下し，低ナトリウム血症を引き起こします（図1）。これは，浸透圧を一定に保とうとする生体の恒常性によるためです。この場合も，追加の塩分摂取を促してはいけません[1]。運動後の疲労回復にスポーツドリンクは最適ですが，飲み過ぎによる血糖値の上昇は食欲低下を招くため，食事から摂取する水分量が減る可能性もあります。多飲水を振り返るときには，食事内容や量が偏っていないか，食生活自体を見直してみることが大切です。そして，飲水が身体にどのような影響をもたらすのかを知ることも大事だと考えます。

行動に注目する

　子どものころより私は，食べ物を粗末にされ

るのが嫌いで，出された物は残さず食べることをモットーにしていました。その影響からか，出先で飲み物を用意されると飲み過ぎてしまう癖があり，水腹で調子を崩さないように自制を心がけています。つまり飲水は学習された行動としてもとらえることができ，多飲水からの回復は学習によって可能であると考えます。そのためには現在の行動を維持しているものは何か見極め，健康的な行動に切り替えるための方法を見つけることが重要だと思います。

しかし，漠然と「適切な飲水量を守りましょう」と言われても，行動に移すのはなかなか難しいかもしれません。その理由として，これまでのやり方から調整するためには努力や時間を割かなければならず，行動を足踏みさせることも少なくないと感じます。また，人間は自分自身の行動を維持しているものさえ，わかっていないことも多いです[2]。そこでまずは記録をとり，患者さんと一緒に自身の行動を確認していくことが有効と考えます。体重や飲水量，散歩回数など，身近にはさまざまなものが測定できます。ただし記録ばかりに意識を向けていると，失敗やうまくいかないことが気になって，取り締まりに陥りやすい点には注意が必要だと思います。ポイントは，患者さんにとってがんばろうと思える記録をつけることです。試験やダイエットでも，がんばりをねぎらってもらえることはうれしいものです。そのため患者さんのやりたいことに目を向け，やる気や強みを共有していくのが大事だと考えます。

世の中には「わかっちゃいるけどやめられない」ことがたくさんあります。お菓子やYouTube，スマホアプリもついつい量や時間を忘れて，のめり込んでしまうことは少なくあり

ません。加えてそうした行動を我慢しようとしても，なかなかうまくはいきません。そのようなときに「自己責任」と割り切られてしまうと，非常に後ろめたい気持ちになります。ひたすら耐える，我慢するといった行動をしている患者さんの多くは，すでに我慢だけでは通用しなかった経験をしている場合が多いです[3]。そのような経験をしっかりと聞き，相手の苦労に深くかかわることは，自分の問題には自分で対処できるという自信の回復につながると思います。身体も心も元気な状態に保つことを前提に，患者さんの希望やよりよい人生について一緒に考えていくことができれば，いまよりも気持ちが高まるかもしれません。患者さんとの協働関係のなかで大切なことは，1人の人間として敬意をもってかかわることだと考えます。

つながりに注目する

一生懸命努力をしても，うまくいかないと自分に嫌気がさしてしまい，とてもつらくなることがあります。また，1人では本来もっている力さえも発揮できなくなるように思います。自分1人では行き詰まりを感じたとき，誰かの助けを借りることは大切です。それは支援する側・される側どちらにとってもいえることだと思います。しかし，人とのつながりが大事だといわれても，信頼してつながりあえる人がまわりにはいないと感じることもあるのではないでしょうか？　たしかに，そうした人間的なつながりがもちづらいために，精神的なストレスを感じてしまう場面は少なくないと感じます。人とのつながりについて考えるとき，共通の興味があ

るとつながりの感覚が芽生え，少し元気になれることがあります。また，自分や相手のできることをとおして，教えてもらったりアドバイスを求めることができれば，さらにつながりが活性化されるように思います。相手に興味・関心を向けたり，創造性をもつことは，新しい考えを生み出す活力につながります[4]。

なかなか物事がうまくいかないときや，失敗をくり返しているときでも，誰かが支えになってくれていると，次につながるアイデアが生まれることもあります。お互いに思いやりの気持ちをもちあうことは，それぞれがもっている力を活かすための土台になると考えます。

私たちは，自分にとってよくない状況にあるときほど，現状は変わらないものだと考えがちに思います。人とのつながりでも，深い関係や綿密なやりとりを求めるあまりに，孤独を感じて萎縮してしまうのかもしれません。難しい問題への対処法を検討するうえで大事なのは，スモールステップで取り組むことだと考えます。いますぐ大きく変えることができなくても，できることを少しずつ積み重ねていけば，変わっていくものだと思います。そのためには，諦めないことも大切だと感じます。しかし，無理をして息切れするような方法では長続きしないため，まずは自分になじみのあることから取り組むのがよいです[5]。継続的なかかわりのなかで，お互いに苦痛を感じない支援ができ，やりがいのある行動が増えていくと，次第に表情も明るくなります。大事なのは，自分の考えを本音で話し，普段はあまり気にとめないような気持ちや思いを，ともに振り返ることができる関係です。そのために支援者ができることは，患者さんの過ちやよくないことへの苦言ではなく，思

いを伝えてくれたことへの感謝だと考えます。

おわりに

人は自分を守るための行動が，かえって生きづらくさせていると思うことがあります。一見不合理な行動に見えても，実は脅威やストレスのなかで生き抜くために，仕方なくくり返しているだけのこともあるかもしれません。また，自分を取り巻く社会や環境に対して，安心や安全を感じられるものであればよいのですが，心がホッとできるような感覚をもてずに悩むこともよくあります。そのようなときに，人と言葉を重ねて，何があったのかを紐解いていくことは，とても大事なプロセスに思います。時には自然や世界とのつながりを感じることも，健康的な視点を思い起こすきっかけになるかもしれません。人生に希望や意味，目的を感じるための最良の方法とは，信頼できる仲間とのつながりがあることだと，私は考えています。

〈引用・参考文献〉
1）谷口英喜：はじめてとりくむ 水・電解質の管理応用編 輸液と酸-延期平衡．医歯薬出版, p.70-76, 2021.
2）カレン・プライア，河嶋 孝，杉山尚子訳：飼いネコから配偶者まで うまくやるための強化の原理．二瓶社, p.148-156, 1998.
3）横光健吾，入江智也，田中恒彦：代替行動の臨床実践ガイド「ついやってしまう」「やめられない」の〈やり方〉を変えるカウンセリング．北大路書房, p.69-89, 2022.
4）ジャネット・マアー・AM，野中 猛ほか訳：コンシューマーの視点による 本物のパートナーシップとは何か？―精神保健福祉のキーコンセプト．金剛出版, p.21-26, 2015.
5）加藤清一：癒しの森 心理療法と宗教．創元社, p.99-75, 2005.

精神看護出版の本

精神科訪問看護のいろは
―「よき隣人」から「仲間へ」

協力：埼玉県精神科アウトリーチ研究会

【編者】　横山恵子（埼玉県立大学保健医療福祉学部看護学科精神看護学 教授）
　　　　　藤田茂治（訪問看護ステーションりすたーと 所長）
　　　　　安保寛明（山形県立保健医療大学大学院保健医療学研究科精神看護学 教授）

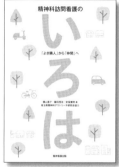

A5判　208頁　2色刷
2019年7月刊行
定価2,200円
（本体価格2,000円＋税10％）
ISBN978-4-86294-064-3

【主な目次】

シチュエーション①　頻回な電話
夜間休日, 鳴りやまない電話
―「今から死ぬ」と言われて

シチュエーション②　家族調整
母と子の狭間に立って
―お互いの自立を促す訪問看護って

シチュエーション③　服薬支援
服薬確認, とても躊躇する
―タオルの投入の見極めについて

シチュエーション④　性的関心
性的なメッセージを受け取ってしまったら
―モヤっとしたままの訪問はつらい

シチュエーション⑤　幻覚妄想
あぁ幻覚妄想
―ネフェさんと〈ひかりさん〉と

シチュエーション⑥　ゴミ屋敷
足の踏み場もない部屋に行くのはユウウツ
―その「ゴミ」, ほんとは宝物かもね

シチュエーション⑦　多職種連携
「お医者さんに身構える」
―医師との連携だけではないのです

シチュエーション⑧　やりがい
何も変わらないとあきらめたくなる
―「らしさ」のゴールを未来に見据えて

シチュエーション⑨　壮大な夢
夢をもつことは素敵, なんですが
―大きすぎる夢を語られて

シチュエーション⑩　身体合併症
糖尿病治療にまったく乗り気じゃない人
―「好きにさせてくれ」と言われましても

【編者より】

本のタイトルにもある, 〈「よき隣人」から「仲間」へ〉というフレーズは, 特に印象的です。どうしても私たちは, 患者さんのことを, 何もかも知ろうと躍起になりますが, 「よき隣人」くらいの感覚の方が, お互いに楽で, よい関係でいられるような気がします。みなさま, どうぞこの本から, 精神科の奥深さや, 支援のおもしろさを感じとっていただき, 精神科訪問看護をますます好きになってくださいね（横山恵子）。

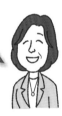

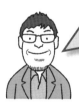

この本がおもしろいのは, 場面設定です。精神科に特化した訪問看護ステーションに, さまざまな相談者が訪れます。目次を見てもらえればわかるように, 精神科支援においてよく聞く困り事, 悩み事です。この相談に対して, 精神科看護のベテラン看護師は, 自分の経験をもとに, エピソードを交え, 具体的に自分たちの経験を語ります。読み始めるとおもしろくて一気に読みきってしまうこと間違いなしなのです（藤田茂治）。

企画から発刊まで1年足らず。考えられないくらいのスピード感で, 多くの人に紹介したい本ができました。この本をなぜ紹介したいかというと, それは, 仮原稿を読んでもらった何人かの方から「おもしろいし, 目からウロコなコトがあるね！」という評判をいただいたからです。制作過程でのおもしろさが本になっても活きているって, なかなかないことだと思います（安保寛明）。

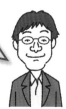

リカバリー志向の支援への パラダイムシフトをめざして 経過報告その2

社会医療法人加納岩日下部記念病院(山梨県山梨市)
教育課長／精神看護専門看護師

春日飛鳥
かすが あすか

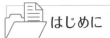

はじめに

　日下部記念病院（以下，当院）はリカバリー志向の支援をめざして2017（平成29）年にオレム・アンダーウッド理論導入プロジェクト（以下，プロジェクト）を立ち上げ，2022（令和4）年4月1日にオレム・アンダーウッド理論（以下，理論）を導入した[1]（編集部注：『精神科看護』2022年10月号，12月号「特別記事」を参照）。最大の特徴は，当事者の自己決定を支えるためにストレングス・マッピングシート[2]を理論に登用したことだ[3]。

　さらに，理論を看護実践に深く浸透させる戦略として，当院が2015（平成27）年3月9日に導入した「固定チームナーシング」の機能の1つである「小集団活動」を最大限に活用した結果，大きな相乗効果を発揮した。今回は小集団活動にフォーカスして紹介したい。

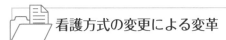

看護方式の変更による変革

1）機能別看護方式の限界

　当院は1956（昭和31）年に282床の私立単科精神科病院として開設以降，看護業務ごとにその日の担当者を決めて看護を行う機能別看護方式を採用してきた。筆者は2013（平成25）年4月に当院に精神看護専門看護師（以下，CNS）として組織参入した際，全病棟・デイケア・グループホームに6か月間のフィールドワークに入り，「マッキンゼーの7つのS」[4]を用いた組織分析を行った。そこで，看護師が「業務中心」「効率優先」の思考に偏りやすく，患者の個別ケアに時間やエネルギーを割けずケアが継続しにくい，という課題を抽出した。看護師に問題があるのではなく，看護方式に問題があるのではないかと考えた。

　当院の看護部は2014（平成26）年4月より新しい看護方式の検討を開始し，全看護職員に対して機能別看護方式についての意識調査を行った結果，「患者とのかかわりが少ない」「個別ケアができない」「業務に追われる」「責任の所在

表1　固定チームナーシングの定義・理念・目的・期間[6]

定義	1. リーダーとメンバーを一定期間（1年以上）固定し，役割と業務を明確にしてチーム活動をする 2. 各チームは年間目標をもつ 3. 各チームは患者グループを継続して受け持つ 4. 個々の患者には継続した受け持ち看護師が存在し，固定チームが支援する 5. 年間のチーム活動と日々のチーム活動があり応援機能をもつ
理念	1. 患者中心の医療・看護・介護を実践する道具として固定チームナーシングを有効に活用する 2. どの患者にも受け持ち看護師が存在し，それを固定チームが支援する
目的	1. 患者に責任をもった継続した看護を実践する 2. 看護スタッフのやりがいの獲得と自己実現をめざす 3. 看護スタッフの育成（成果のある現任教育）をめざす
期間	1. 信頼して任せられるリーダーを1年かけて育てる 2. 看護チーム，介護チームには年間と日々の課題があり，チーム目標の達成には1年をかける 3. チーム活動の成果をあげるには，年度はじめの計画的な新卒・新人看護師の採用と中途退職者を防ぐ工夫が必要である

があいまい」などの困難感が明らかとなった。

　全国5,978病棟の看護方式の調査報告によると，チームナーシングがもっとも多かったが，精神科病棟では効率がよいとされる機能別看護方式がもっとも多かった[5]。精神科特例（精神病床の看護師・准看護師の配置数は一般病床の3分の2でよいという医療法の特例）による絶対的マンパワー不足下では，効率を優先せざるを得ないという苦境が推察され，当院も例外ではなかった。

2) 固定チームナーシングの導入

　看護部は同年10月に固定チームナーシングプロジェクトを発足し，筆者は現場をフォローする役割として加わった。固定チームナーシングを運用していた東京都立松沢病院の見学や，固定チームナーシング研究集会参加などの学びを経て，2015（平成27）年3月に全病棟に固定チームナーシング（表1）を導入した。各病棟

による導入後3年間の成果発表会のなかで，「個別ケアが提供できるようになった」「受け持ち看護師の自覚が芽生え，かかわりが深まった」「カンファレンスが充実した」といった成果が発表され，「業務」から「ケア」へ，「効率優先」から「患者中心」へと看護師の意識変化の兆しがみられた。

　導入後は，固定チームナーシング委員会を編成し，理念や原則を遵守して形骸化を防ぎ，固定チームナーシングチェックリストによるスタッフの自己評価を毎年実施し，全体のバックアップを続けた。また，全国で開かれる固定チームナーシング研究集会で毎年発表を重ね，他施設の取り組みに刺激を受けながら研鑽を続けた。他施設の経験から「一度形が崩れると元に戻すには相当の時間と労力がかかる」と学んだため，「なんちゃって固定チームナーシング」にならないよう気を引き締めた。当院の固定チームナーシングの年間計画を表2に示す。

表2 固定チームナーシング年間計画

	1月	2月	3月	4月	5月	6月
看護管理者（課長・副課長・主任）		目標管理の立案／新チームリーダー発表	全体部署会議で部署目標の立案／固定チーム編成			
	リーダー会 →→→			リーダー会（課長・副課長・リーダー・サブリーダーで毎月開催しチーム会の報告・調整を行う）→→→		
チーム（サブ）リーダー	チーム報告シートの提出	新リーダー研修／成果発表会で発表	チーム目標・小集団活動計画／リーダーの引継ぎ	チーム目標・小集団活動シートの提出	チーム報告シートの提出	
チームメンバー	チーム会（リーダーが毎月開催する）→→→		新チームでチーム目標・小集団活動計画	チーム会（リーダーが毎月開催する）→→→		
固定チームナーシング委員会	チーム報告シートで進捗確認	新リーダー研修の開催／成果発表会の開催	新チーム目標・小集団活動計画の確認	新人研修の開催	チーム報告シートで進捗確認／目標発表会開催	

	7月	8月	9月	10月	11月	12月
看護管理者（課長・副課長・主任）						
	リーダー会（課長・副課長・リーダー・サブリーダーで毎月開催しチーム会の報告・調整を行う）→→→					
チーム（サブ）リーダー	チーム報告シートの提出	チェックリストの実施と共有	チーム報告シートの提出		チーム報告シートの提出	
チームメンバー			チーム会（リーダーが毎月開催する）→→→			
固定チームナーシング委員会	チーム報告シートで進捗確認		チーム報告シートで進捗確認		チーム報告シートで進捗確認／規定・基準の見直し	固定チームナーシング関東地方会に参加

　機能別看護方式から固定チームナーシングへと変更して7年の歳月が経ったが，ここ数年は「機能別看護」という用語を院内では聞いたことがない。組織変革が定着するということは，当時ではありえなかったことや「精神科病院では無理なのでは」と不安視されていたこと

も，あたりまえの風景になるということなのだ，としみじみと感じる。

専門性の違いを強みに変える

外来診療・3つのデイケア・訪問看護を担う診療部外来課でも導入を検討していたが，看護職以外の他職種の理解が不可欠だった。スタッフへの意識調査の結果，「質の高い支援を提供したい」「多職種でもっと協力したい」などの看護方式の変更に前向きな意見が得られたため，2017年4月に固定チームナーシングプロジェクトを発足し，2018年3月より固定チームナーシングをベースとした「多職種固定チーム制」を導入した。

導入後3年間の成果発表会では，「多職種の意見を取り入れるようになった」「多職種の相互理解が深まった」「受け持ち利用者への支援が充実した」などの成果が発表され，多職種の「専門性の違い」という障壁を「多様性」という強みに変えることができた。

理論定着に向けて

1) 切り札となった固定チームナーシングの小集団活動

2017年9月に発足したプロジェクトは，2度目の休止を経て2021（令和3）年12月に再開し，導入達成までのガントチャート（工程表）の修正にとりかかっていた。最初が肝心だからこそ理論に忠実に実践を積み重ねてほしいと考え，導入1年目の終わりに全病棟・外来課で好事例の発表会を予定していた。その一方で，一部のスタッフだけの事例発表ではスタッフ全員が関与できないという危惧もあった。プロジェクトによるトップダウンではなくスタッフが自分たちのこととして考え，意思決定に参加する必要性を感じ，プロジェクトメンバーが持ち帰り，各部署で検討してもらった。

その結果，好事例の発表会ではなく，「固定チームナーシングの小集団活動として理論の実践に取り組みたい」という現場の主体性が追い風となって，スタッフ全員での取り組みが実現した。すでにスタッフたちは固定チームナーシングで鍛えられているため，「チームで取り組めばきっとできる」という自信やたくましさを感じる頼もしい瞬間であった。

2) 看護部方針，部署目標，チーム目標，小集団活動目標を一致させる

導入1年目のチーム目標と小集団活動を表3に示す。全14チーム（全病棟10チーム，外来課4チーム）は一貫して「セルフケア支援」に関する小集団活動を行うこととし，組織内でベクトルをあわせた。まずは看護部長が看護部方針に「オレム・アンダーウッド理論を活用した小集団活動」を打ち出し，それにもとづいて看護管理者が目標管理および部署目標を立案し，チームリーダーを中心にチーム目標を立案する，というように組織で一貫性をもたせた。

また，筆者はプロジェクトリーダーとして固定チームナーシング委員会に毎回参加し，理論をベースにしたチーム目標の立案，小集団活動の実施，評価についての相談対応やフォローを

表3　導入1年目のチーム目標と小集団活動

	A1病棟（認知症治療病棟）				A2病棟（特殊疾患病棟）			
部署目標	多職種連携を意識し，認知症者のできる機能が発揮できる環境をつくり，地域移行をめざします				患者様と家族に寄り添い，身体機能の維持をはかり安全・安楽に努めます			
	Aチーム		Bチーム		Aチーム		Bチーム	
チーム目標	1．ユマニチュードを用い認知症のセルフケア維持・向上のために実践できる 2．感染対策の意識が向上し標準予防策が徹底できる		1．理論を用いて患者のセルフケア維持・向上のために実践できる 2．皮膚の清潔保持およびスキンーテア予防策が実施できる		1．セルフケアアセメントを月4事例以上チーム会で月1回事例共有，年2回の事例検討を行う 2．セルフケア向上・自己決定を促すケアを行う 3．尊厳を大切にした療養環境を提供する		1．月に1回セルフケアアセスメントしできる機能を明確にしてレベル設定する 2．カンファレンスで情報共有およびセルフケアレベルを維持するケアを提供し年2回事例検討を行う	
小集団活動	1G：ユマニチュード	2G：標準予防策推進	1G：理論看護展開育成	2G：スキンーテア予防実践	1G：自己決定の支援	2G：接遇向上	1G：できる機能を維持しよう！	2G：笑顔の誕生日をともに祝おう！
	A3病棟（精神療養病棟）				B3病棟（精神一般病棟）			
部署目標	患者様とともに過ごす時間を大切にして患者様のセルフケア向上とリカバリーを支えます				患者様の人権を尊重し急性期症状の緩和とセルフケアの獲得に努め地域移行をめざします			
	Aチーム		Bチーム		Aチーム		Bチーム	
チーム目標	1．理論にもとづいた個別性ある看護展開を行う 2．患者参加型カンファレンスで情報や思いを共有しポジティブフィードバックでモチベーション向上をはかる		1．理論にもとづいた情報収集および看護展開を行う 2．ストレングスに焦点をあてたポジティブフィードバックを実践する		1．疾患や長期入院により低下しているセルフケア能力をアセスメントし自律に導く 2．クライシスプランを活用することで患者が早期に自己の不調に気づけるようかかわる		1．セルフケア向上に向けて意識した行動がとれる 2．ストレングスを活かして地域移行をめざす	
小集団活動	1G：患者参加型カンファレンス		1G：ストレングス・マッピングシートの活用		1G：内服自己管理の推進	2G：クライシスプラン作成	1G：自己管理能力向上	2G：ストレングスを活かす

行うこととした。

3）成果発表会で期待できる効果

　毎年2月に実施している固定チームナーシング成果発表会では，各チームが1年間のプロセスと成果を言語化し，他部署の成果を承認する場として大切にしている。日々の看護実践に理論を統合することで深く納得し，次なるケアへの動機づけにとなりスタッフ自身のやりがいや自己実現につながっていくという好循環，さら

	B4病棟（精神一般病棟・身体合併症）		よつばデイケア（精神科デイケア）	
部署目標	患者様1人1人の思いを受け止め責任ある看護を提供します		患者・利用者の可能性に着目しチームで支援することで安定した生活の維持と健康の保持・増進を支援します	
チーム目標	Aチーム	Bチーム	チーム	
チーム目標	1．患者個別の要因から褥瘡リスクアセスメント能力を向上し褥瘡を予防する 2．理論を活用して「からだ」「こころ」の苦痛を緩和する看護を提供する	1．患者参画型看護計画を実施し社会復帰の意欲を向上させる 2．セルフケア能力を最大限高め退院支援につなげる 3．安全な療養生活を送れるよう連携し事故を起こさない	1．ストレングスを見出し目標実現に向けたプログラムを提供する 2．多職種の専門性を活かし満足できるようかかわる 3．主体的な参加と魅力ある活動の提供で1日平均27名の利用をめざす 4．接遇と共同業務の確認を行い，自主学習会を毎月開催する	
小集団活動	1G：褥瘡予防　2G：看護力向上	1G：セルフケア能力向上・退院支援　2G：誤薬防止	1G：就労支援	2G：生活支援

	つくし教室（シニア世代デイケア）		さくらデイケア（認知症デイケア）	外来診療
部署目標	患者・利用者の可能性に着目しチームで支援することで安定した生活の維持と健康の保持・増進を支援します			
チーム目標	チーム		チーム	チーム
チーム目標	1利用者が楽しみをもって.主体的に参加できるようかかわる 2．スキル・業務を共有し対象者へのかかわりに活かす 3．利用者に魅力ある活動を提供し1日平均40名の利用をめざす 4．接遇・共同業務に関する確認と毎月の自主学習会を開催する 5．利用者の強みや変化を把握し最大限の支援をめざして毎日1名以上のカンファレンスを開催しチームで情報共有をはかる		1．利用者が楽しく認知機能とADLの維持をめざすことができる 2．安全で居心地のよい環境づくりを行う 3．アサーティブに利用者に対応することで居心地のよい居場所の提供と参加率アップにつなげることができる 4．ちょっときてカンファレンスで情報統一をはかる 5．1日平均18名の利用をめざす	1．患者・家族へのアサーティブな声かけやかかわりを強化し満足度を高める 2．多職種と連携を深める
小集団活動	1G：満足度UP	2G：機能維持・向上・連携強化	1G：できることを減らさず笑顔を増やす　2G：ナラティブな物語を聞きストレングスを再発見	1G：チーム医療

表4　小集団活動のポイント[7]

定義	チーム目標を達成するために2〜4人のグループで行うチーム活動。係活動や委員会活動とリンクさせると負担感なく達成しやすい。チーム目標達成のためにプロジェクトチームを別に作ることではない
目的	1つのチームの中に小集団（グループ）を2〜4つくり1年間により多くの課題を達成する
ポイント	1. 頻度の高い看護問題を現状分析して目標設定する 2. 1年間で達成可能な目標で評価のできる目標表現にする 3. 全員参加のチーム会でやりがいにつながる目標とする 4. 小グループ（2〜4人）で1課題を設定する 5. チーム会やリーダー会で経過報告し協力体制づくりをする 6. 資料冊子を作成し院内で発表会を開催することで相互作用が期待できる 7. 目標を表現するとき行為目標でなく可能なら数値目標を出す 8. 受け持ち患者の看護問題への取り組みを目標に事例で評価すると看護師のやりがいにつながる 9. チーム目標を達成するための現状分析を積み重ねていけば臨床看護研究につながる 10. 以上のような臨床看護活動・研究が継続して行われれば看護師の自己実現や認定看護師の誕生につながる

にはチームや部署の連帯感も向上するという副次効果も期待できると考えた。

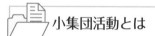

小集団活動とは

　固定チームナーシングは小集団活動（表4）という社会学や組織心理学の理論をベースにした看護方式であり，1人1人の看護師がやりたい看護をチームで支えるためのシステムである。小集団ならメンバー全員が役割とポジションパワーを自覚して行動するため，互いの貢献度がみえ，役割行動の承認によってやりがいを得られるという特徴がある[6]。

　当院では1つの看護チームに2つの小集団活動グループ（1グループは4〜6人）をつくり，さらに小集団活動リーダーを決め年間目標と計画を立案して活動している。チームが機能するためには，チームリーダーが孤軍奮闘するのではなく，メンバー1人1人がチームの一員であ

るという責任と自覚をもつことが不可欠だ。

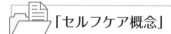

「セルフケア概念」

　小集団活動を行うためには，まずはメンバーが自律していること・自律に向かおうとすることが大前提だ。個性や能力などの「違い」を認めるところから出発し，互いに自律した専門職としてリスペクトしあい，時には補完しあう「相互依存」によってメンバー自身もチームも成長していく。これは，「自分をケアする」「他者に依存することで自律できる」という二重構造をもったセルフケア概念[8]にも通底する。

　小集団活動でメンバーが自律し成長していくプロセスは，当事者がセルフケア支援を受けながら自律していくプロセスに近いかもしれない。「自分のことは自分でする，それは個人の責任である」というセルフケア概念と，固定チームナーシングの基本理念である，自己の感情・思考・行動などあらゆることに責任をもつ

意味での「看護師の自律」は共通するので，互いに相性がよいと考える。

プラットフォームが必要

新たな理論を現場のケアの1つ1つに浸透させるためには，土壌や環境が不可欠だ。院内教育を担当する身であえて言うのだが，それは「院内研修」でもなければ，「OJT（現場での教育訓練）」でもない。スタッフがチームとなって現場のあちこちにネットワークをつくる「プラットフォーム」が必要なのではないかと考える。

組織のトップダウンや院内研修といった一方向のコミュニケーションだけでは不十分で，スタッフ同士の横のつながりやチーム内・チーム間・部署間の相互作用こそが必要と考える。幸いにも当院は固定チームナーシングというプラットフォームが定着していたため，理論を拡散するには最適な環境にあるといえる。現場で日々，「リカバリー」「ストレングス」「セルフケア」「自己決定」の重要ワードが自然に飛び交うようになってこそ，「理論を使うことがあたりまえになった」といえるだろう。

組織が同じ方向をめざすには

トップやプロジェクトメンバーだけが旗を振って鼓舞しても組織変革は困難だ。組織変革を起こすということは，現在の平衡水準を変化させることであり，「既存水準の溶解」「新水準への移動」「新水準の凍結」の3段階を経る[9]。話し合いや集団の意思決定は変化をより強固な

ものにするが，一定期間，新水準を維持し続けなければ既存水準に戻ろうとする力が働く。筆者は組織変革に携わる際，いまここで1人1人のなかに何が起こっているのかという「場の風土（グループプロセス）」に目を向け，誰1人取り残されずに参加することを大切にしている。個々のありようが大切にされなければ，よりよい場の風土は生まれず組織は膠着し変革は起きない。

看護記録様式を埋める形だけの「なんちゃってオレム・アンダーウッド理論」になってしまいそうなときは，現場のスタッフたちがどのように理論を理解し，自分たちのこととして考えているか，話し合ってみることが必要かもしれない。現場に忙殺されケアが業務化してきたときには，スタッフ1人1人が「What（何をするのか？）」ではなく「Why（なぜそれをするのか？）」と立ち止まって考える機会をつくることも必要かもしれない。

誰1人取り残されることなく小集団活動に参加し，1人1人のやりたい看護を大切にすることで内発的動機づけが起こり，チームや組織全体のやりがいにつながっていく。スタッフ1人1人のありようが大切にされることで，ポジティブな組織風土が育まれ，結果として理論を使って支援することがあたりまえとなる日がくるのかもしれない。

次の機会に〈実践編〉として導入1年目の小集団活動の実際を紹介したい。

〈引用・参考文献〉
1）春日飛鳥：リカバリー志向の支援へのパラダ

イムシフトをめざして オレム・アンダーウッド理論の導入（導入編）．精神科看護，49（11），p.64-71, 2022.

2）萱間真美：リカバリー・退院支援・地域連携のためのストレングスモデル実践活用術．医学書院, 2016.

3）春日飛鳥：リカバリー志向の支援へのパラダイムシフトをめざして 経過報告その1．精神科看護，49（13），p.41-45, 2022.

4）トム・ピーターズ，ロバート・ウォーターマン，大前研一訳：エクセレント・カンパニー Eijipress business classics．英治出版，2003.

5）吉田由美，佐々木章江，西恵実他：看護方式の採用状況に関する調査 全国の中規模以上の病院の場合．日本看護管理学会誌，2（2），p.5-14, 1998.

6）西元勝子，杉野元子，北神洋子：固定チームナーシング 責任と継続性のある看護のために（第4版），医学書院, 2019.

7）西本勝子，北神洋子：固定チームナーシング用語集（改訂増補版）．看護の科学新社, 2022.

8）パトリシア・R・アンダーウッド，南裕子監修：パトリシア・R・アンダーウッド論文集 看護理論の臨床活用．日本看護協会出版会, 2003.

9）クルト・レヴィン，猪股佐登留訳：社会科学における場の理論（社会的葛藤の解決と社会科学における場の理論II）．ちとせプレス, 2017.

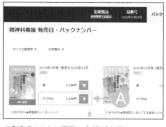

日々のやりとりから始める認知行動療法

細川大雅
ほそかわ たいが
ストレスケア東京上野駅前クリニック（東京都台東区）院長

第7回　ソクラテス式質問法でバランス思考を導く

【今回のキーワード】認知再構成法・7つのコラム・反証・バランス思考・ソクラテス式質問法・導かれた発見

【登場人物】

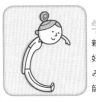

学実（マナミ）
新人看護師
好奇心はあるが凹みやすい新人看護師

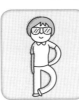

教子（キョウコ）
先輩
マナミのプリセプター
CBTに詳しい謎の先輩プリセプター

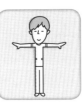

習人（シュウト）
新人看護師
考えるよりも先に行動する新人看護師

語りと行動を把握する

（ナースステーションにて）

学実　駄目だ，私，全然わかってなかったわ。

教子　「私が知っているのは，自分が何も知らないということだけだ。」

学実　キョウコ先輩？

教子　ソクラテスの言葉よ。「無知の知」というやつね。「自分自身が無知であることを知っている人間は，自分自身が無知であることを知らない人間より賢い」。

習人　前回，マナミちゃんの受け持ち患者のアスナさんが，認知再構成法の7つのコラムで「反証」が出てこないときどうするか，という話で，ソクラテスが出てきたんだよな。

教子　患者さんから考えが出てこないときは，いろいろな角度から見られるように適切な質問を投げかけて，「待つ」ことも大切。

学実　それが，ソクラテス式質問ですね？

習人　でも，どうやって聞けばいいんですか？

教子　反証を引き出すためのソクラテス式質問として，いろいろなものがあるわよ（表1）。

学実　なるほどね。私が「こうじゃないか」と答えを示すのではなく，こういった質問を投げかけることで，患者さん自身に気づいてもらうことが大切なのね。

習人　答えを教えるのではなく，答えを見つけるのを手伝うということ？

教子　そう。そうやって，患者さんが自分

表1　反証を引き出すためのソクラテス式質問の例

反証を引き出すためのソクラテス式質問の例
・「その自動思考の根拠はなんですか？　それに矛盾する証拠はありませんか？」 ・「別の見方はありますか？　何か見落としていませんか？」 ・「親しい人が同じ状況にいたら，あなたはなんとアドバイスしますか？」 ・「親しい人なら，あなたにどうアドバイスしてくれると思いますか？」 ・「同じような状況では，いままでどう対処してきたのですか？」 ・「元気な自分だったら，どう考えますか？」 ・「この状況に対して，ほかの人ならどうすると思いますか？」 ・「この状況で，あなたがいままでがんばってきたことはありませんか？」 ・「この状況で，どんなことができそうですか？」 ・「自分にはどうしようもないことで自分を責めていませんか？」 ・「起こり得る最悪の結果はなんですか？　最善の結果はなんですか？　起こり得るもっとも現実的な結果はなんですか？」 ・「その自動思考を信じるメリットはありますか？　デメリットはありますか？」 ・「その自動思考が変わったら，どんなメリットがありますか？」 ・「その自動思考から解放されるには，どうすればよいでしょうか？」

自身で新しい考えに気づくように手助けするのを，「導かれた発見（ガイデッド・ディスカバリー）」というのよ。

習人　でも，そうやって患者さんから出てきた考えがあまり役に立ちそうになかったら，どうするんですか？　たとえば，「看護師には認知行動療法なんてムリ」という自動思考をもっている人に，「この状況に対して，ほかの人ならどうすると思いますか？」と尋ねて，「一般的な看護師なら認知行動療法なんてやらないと思う」という答えが返ってきたら？

教子　どんな考えであれ，いろいろな考えが出てくること自体がいいことよ。一見役に立ちそうに思えない考えであっても，その考えのよいところと，そうでもないところを見ていけばいいのよ。たとえば，「一般的な看護師なら認知行動療法なんてやらない」という考えのいいところは？

習人　みんなと同じだから，1人だけ余計な苦労をしなくて済む？

教子　では，「一般的な看護師なら認知行動療法なんてやらない」という考えのあまりよくないところは？

習人　みんなと同じことをしていても，専門性が身につかない？

学実　それに，せっかく患者さんをサポートするための技法があるのなら，身につけて患者さんのために役立ててみたいわ。私，もう一度やってみる！

介入に使えるスキル

（ベッドサイドにて）

学実　アスナさん，認知再構成法の7つのコラムをまた持ってきました（**表2**）。

アスナ　この前，看護師さんと一緒に途中まで書き込んだやつね。

学実　前の続きの「⑤反証」をもう一度考えてみませんか？

アスナ　いいけど……この前，いろいろ看護

師さんに言われてやってみたけど，あんまり意味なかったじゃない。

学実 今回はちょっとやり方を変えようと思うんです。私があまりいろいろ言うんじゃなくて，アスナさん主体で。

アスナ 私主体？

学実 はい。7つのコラムの「③自動思考」をもう一度見てもらえませんか。アスナさんには3つの自動思考をあげてもらいました。「私は家のことを何もできない」「私は妻として失格だ」「ダンナに嫌われた」の3つです。家事に関することが多いようですから，ひとまず「私は家のことを何もできない」を扱ってみましょうか？

アスナ わかったわ。

学実 「家のことを何もできない」とのことですが，その根拠はありましたか？

アスナ 前に言った「私は家事をしていない」「私がいなくても，ダンナが家のことを全部やっていた」がそうよ。

学実 では，それに矛盾する証拠はありませんか？

アスナ だって私，入院しているのよ。家のことなんて，できるわけないじゃない。

学実 アスナさん，自分にはどうしようもないことで，自分を責めていませんか？

アスナ そうかもしれないけど，家のことが何もできてないことに変わりはないでしょ。

学実 それなら，この前の外泊でおうちに帰られたとき，どうだったのでしょう？

アスナ やっぱり，家事がまったく何もできなかったわ。

学実 まったく何もというと，0％ですか？ちょっとしたことでも，できたことはありませ

表2　認知再構成法：7つのコラム（「④根拠」まで記入済み）

①状況	外泊から戻ってきたとき，病棟の前で，ダンナに「ゆっくり休んで。うちのことは，やっておく」と言われた
②気持ち	情けなさ70，自責50，絶望30
③自動思考	私は家のことを何もできない 私は妻として失格だ ダンナに嫌われた
④根拠	私は家事をしていない 私がいなくても，ダンナが家のことを全部やっていた ダンナの顔色が険しかった
⑤反証	
⑥バランス思考	
⑦気持ちの変化	

んでしたか？

アスナ 帰りがけにスーパーで食材を買って，家ではたまっていた洗濯物を洗って干したり，畳むついでに衣替えもしたから，さすがに0％ではないけど。

学実 ほかにもがんばっていたことがあるのではないですか？

アスナ シンクに積んであった食器が気になって洗いはしたけれど，それくらい誰でもするでしょうよ。

学実 でも，ダンナさんがやっていないことをアスナさんがされたんですよね？　それについて，ダンナさんは何かおっしゃってました？

アスナ ダンナは「自分は後回しにするクセがあるから助かるよ」とは，言っていたけど。

学実 ダンナさんの助けになっていて感謝もされたんですね。アスナさん，こういう状況で自分にかけてあげられる言葉が何かありませ

表3　認知再構成法：7つのコラム（「⑤反証」まで記入済み）

①状況	外泊から戻ってきたとき，病棟の前で，ダンナに「ゆっくり休んで。うちのことは，やっておく」と言われた
②気持ち	情けなさ70，自責50，絶望30
③自動思考	私は家のことを何もできない
④根拠	私は家事をしていない 私がいなくても，ダンナが家のことを全部やっていた
⑤反証	実際には，スーパーで食材を買った 洗濯をして干して畳んだ 衣替えをした 食器を洗った ダンナの助けになっていて感謝された
⑥バランス思考	
⑦気持ちの変化	

んか？

　アスナ　自分にかける言葉？　うーん，「何もしていないわけじゃなくて，できていることもあるんだし，ダンナの助けにもなっているみたいだから，そんなに自分のことを責めなくてもいいんじゃない」とか？

　学実　いいですね。アスナさんが言ってくれたことを，この「⑤反証」に書き入れてみましょうか？（表3）

　アスナ　こうして書いてみると，根拠より反証の数が多いわね。

　学実　そのとおりですね。次は，この根拠と反証を組み合わせて，「⑥バランス思考」をつくってみませんか？

　アスナ　根拠と反証を組み合わせて考えをつくるって，どうやって？

　学実　まずは，根拠と反証を「○○という事実がある。しかし，△△という事実もある」といった感じで，「しかし」でつないだ文章にしてみましょうか。

　アスナ　こんな感じかしら？　「私は家事をしていないし，私がいなくてもダンナが家のことを全部やっていた。しかし，私は実際には，スーパーで食材を買ったし，洗濯もして干して畳んだし，衣替えもしたし，食器も洗った。ダンナの助けになって感謝された」。

　学実　そうです，そうです。そんなふうにとらえ直してみると，新たな考えが出てきませんか？

　アスナ　新しい考え？　できていないことばかりに目を向けていたけれど，できているところもあるし，それをダンナも認めてくれている，とか？

　学実　いいですね。そう考えると，いまの気持ちはどうなのでしょう？

　アスナ　そこまでは情けなくないし，自分を責めることもないかな。

　学実　その感情の強さをいちばん弱い0から，いちばん強い100の100段階で表すと？

　アスナ　情けなさ40，自責30といった感じ？

　学実　前にあげてもらった絶望についてはどうですか？

　アスナ　絶望とまではいかないのかもしれないけど，不安なのは変わらないから，25くらいかな。

　学実　では，それをもとに「⑥バランス思考」と「⑦気持ちの変化」をコラムに書き入れてみましょうか（表4）。

　アスナ　とりかかるまではたいへんそうに

見えた, 7つのコラムが完成したわね。

　学実　完成した7つのコラムを眺めてみると, どうですか?

　アスナ　こうしていろいろな角度で自分の考えを眺めてみると, 自分が悲観的な考えにとらわれていて, ほかの見方ができていなかったことに気づくわね。その気づきによって気持ちって変わるものなのね。

　学実　それこそがまさに, 認知行動療法の意義ですね。

（次回へ続く）

表4　認知再構成法：7つのコラム（「⑦気持ちの変化」まで記入済み）

①状況	外泊から戻ってきたとき, 病棟の前で, ダンナに「ゆっくり休んで。うちのことは, やっておく」と言われた
②気持ち	情けなさ70, 自責50, 絶望30
③自動思考	私は家のことを何もできない
④根拠	私は家事をしていない 私がいなくても, ダンナが家のことを全部やっていた
⑤反証	実際には, スーパーで食材を買った 洗濯をして干して畳んだ 衣替えをした 食器を洗った ダンナの助けになっていて感謝された
⑥バランス思考	できていないことばかりに目を向けていたけれど, できているところもあるし, それをダンナも認めてくれている
⑦気持ちの変化	情けなさ40, 自責30, 絶望（不安）25

深田徳之
ふかだ のりゆき
精神科認定看護師

第1回
学ぶことがエンタメ？
冗談じゃない！

　突然ですが，20代のみなさん。ちょっと冷静に考えてみてください。残りの自分の看護師として，社会人としての人生はどれくらいあると思いますか？　だいたい50年。少なくとも40年以上はあると思います。まさか小中高＋看護学校で学んできたこととか，これまでの数年の看護師経験で，これから先やっていけるとは思っていませんよね？

　30代のみなさん。仕事にも慣れ，大きな責任も背負うようになり毎日本当に忙しく仕事されていると思いますが，この激変の時代，目の前のことだけをやっているだけでこれから先も活躍し続けられるでしょうか？

　40代のみなさん。みなさんの先輩がそうであったように，このままで社会人人生，逃げ切りセーフとかって間違っても思ってないですよね？

　現在，日本は3人で1人の老人を支えている。そんな社会構造になっています。しかし10年後，20年後，30年後を見てみると，ほぼ1人で1人を支えるという時代がくることは明らかです。ちなみに人口統計はもっともあたる統計と言われていて，この状況になることはもう避けられない，そんな状況になっています。人口分布を見てみれば，もう日本の人口ピラミッドはすでに歪んだ形になっているわけです。そしてその結果，何が起こっているか？　1つは

60歳定年ということはもうありえない。元気な間は現役で働かなければならない。年功序列，このシステムも崩れています。ポジションが不足し，上がらない給料。そんな社会システムになってしまっています。

　ということは，看護師として，学校で学び，そして就職して働き，その後は引退といったような1回のサイクルの人生が回らなくなっていくということは，容易に想像がつくのではないでしょうか？　つまり，学び，働き，学び，働き，学びながら働き，働きながら学ぶ。このような人生が必然性を帯びてくるわけです。

　残されている時間，これからのことを考えればどんどんどんどん長くなっています。大きな変化が世の中を埋めつくしています。その大きな変化に対応していくためには，大きな社会の変化のなかでみずからチャンスを生むためには自分が変わっていくしかないんだと思います。"自分を変える"，それはすなわち"能力開発"をするということです（自分を変える＝能力開発）。「知らないことを知れた」「できないことができるようになった」。こうした学びは，社会人にとって，看護師にとって，最高のエンターテイメントです。

　「学ぶことがエンタメ？　冗談じゃない！」そんな声が聞こえてきそうです。よくわかります。でも，なんとなくでも知っていくと，だんだんと興味が湧いてくるものです。気がついたらすっぽり沼にはまっています。せっかくなので学びをエンターテイメントだって思うことにしませんか？　これから始まるこの連載が，みなさんがそんなふうに考えられるようになるちょっとしたきっかけになればと思います。

　　　次回は「二刀流」についてエンターテイン！

身体拘束ゼロに向けて③
意見を出し合い，連携し合う

前回は設備の拡充や早期作業療法PICOT（ピコット）の導入によって医療者が陥りがちな「管理的な」かかわりを見直し，視点の変化があったと語られた。本稿はその続きから話を聞いた。

✎ ピアサポート ─医療者ができないケア

編集部 医療者としての視点が変わり，患者さんの気持ちを知るという点においても，ピアサポート活動も大切だと思います。まずは貴院でのピアサポート活動の詳細を教えていただけますでしょうか。

●〈参加者〉

杉山直也	すぎやま なおや[1]
牛島一成	うしじま かずなり[2]
山田信昭	やまだ のぶあき[3]
内田千恵	うちだ ちえ[4]
鈴木智織	すずき さおり[5]
向笠 翔	むかさ しょう[6]
池谷宏史	いけや ひろし[7]

1) 公益財団法人復康会沼津中央病院（静岡県沼津市）理事長・院長
2) 同 看護部長
3) 同 看護課長（精神科救急病棟）
4) 同 作業療法係長
5) 同 看護係長（精神科急性期治療病棟）
6) 同 看護係長（精神科療養病棟）
7) 同 看護師（精神科療養病棟）

杉山 診療部長の発案で，グループ治療のような形式で参加者が自由に話せるフリートークの会という定例イベントが急性期病棟で始まりました。急性期を脱した方々の思いについて，集団精神療法をとおして相互理解する会です。この会には医療者がコーディネーターとして複数名参加していたのですが，さらに途中から外部のピアサポーターにも入ってもらいました。すると，場の話題も雰囲気もガラッと変わったといいます。フリートークの会では記録をとって，どのカテゴリーの対話になっているのか振り返ってテーマの分析をするのですが，ピアサポーターがいない場合，医療者と患者さんという枠組みのために，「こういう治療をしてくれ」「病室をこうしてくれ」など，患者さんから医療者への要望ばかりになってしまいます。ところがピアサポーターが司会者になると，話題が「患者さんにとっての自分の困りごと」に焦点があたるようになります。ロールモデルが1人いることで，医療者が提供する杓子定規の治療モデルから，より自分ごととして引き寄せて今後の生活を考えられるようになるのでしょう。実体験からくる説得力には医療者は絶対敵わないですね。

このような経緯もあり，1年前からピアスタッフ1名を病院職員として雇用しています。そのスタッフには集団精神療法のほか，相談窓口

に座ってもらったり，定期的な面談や，デイケアでのプログラムなど，多くの役割を請け負ってもらっています。

鈴木 当院では，急性期を脱した頃合いに，治療効果や病識の獲得がうまくいっていなかったり，医療者と患者で治療観の離齬が生じていたり，診療部長が必要と判断した場合に，1回15分ほどで患者さんに負荷がかからないように配慮して多職種でSDM（Shared Decision Making）を実施しています。この場にもピアスタッフに入ってもらっています。SDM自体は8年前から行っていたのですが，ピアスタッフからのアドバイスは患者さんにとって「自分ごと」としてとらえやすいようです。

たとえば，患者さんが「自分は病気じゃないから薬は必要ないんだ」と思っていた場合にピアスタッフから，「でも先生も心配してるし，やっぱ必要なんじゃないの？　自分も嫌だと思ってた時期があったけどやっぱり飲んでてよかったと思うよ」と伝えられるのと，医療者から「薬を飲んだほうがいいですよ」と伝えられるのでは，患者さんの受け止め方が違うと感じています。会の雰囲気が柔らかくなりますし，ピアスタッフにいてくださると心強いです。

山田 医療者，特に医師や看護師はどうしても「治療を受けてもらわないと困る」という観点から接してしまうので，患者さんの希望や要望も聞くにしても，最終的には「いまは治療のほうが大切ですよ」という話の流れにもっていきがちです。だから患者さんも本心を語りづらいかもしれないですね。それと比べてピアスタッフは自分の体験にもとづいて，患者さんにとってより身近な，退院後の生活のことなどにも相談にのってくれるので，患者さんも安心して

話がしやすいのかなと感じます。

杉山 それは使う言葉の選択も関連しているかもしれないですね。専門用語に頼らず，患者さんの実体験としての言葉を使いますから。それにピアスタッフは私たち医療者では話題にできないような話もします。たとえば「病気になってよかったこと」といった話などです。

鈴木 そうした話によって患者さんはポロッと本音を出してくれますね。あるフリートークの会で，隔離と拘束をテーマにしたときがありました。参加した1人の患者さんが，拘束されたことについての不満を述べる場面がありました。その患者さんは普段は不満などを言う方ではなかったので，「そういうふうに思ってたんだ。拘束がトラウマになっていたんだ」とショックに感じました。その際，ピアスタッフの方は自身の経験をもとに，つらかったことへの共感を伝えておられました。この場面をみてピアスタッフとして患者さんのケアをしているんだな，これは私たち医療者が学ばなければならない視点だと強く思いました。そして患者さんの気持ちが，ピアスタッフの方の言葉で少し和らいだ様子を目のあたりにして，この会に参加できてよかったなと思いました。

牛島 医療者側の学びがありましたね。薬を飲むという話でも，患者さんとしては，〈薬は自分が病気だと植えつけられているような印象で飲みたくなかった〉という話を聞きました。ただこうした言葉も，直接的にそう患者さんが表現したということではなくて，ピアスタッフが患者さんの言葉を引き出してくれることで，患者さんが思っていることを知るきっかけになりました。

発想を変えることが肝心

編集部　これまで2回にわたってお話を聞いてきましたが，貴院における身体拘束ゼロの取り組みおいては「ゼロにするための発想の転換」が1つのキーワードになっていますね。

池谷　身体拘束が行われるのは自傷他害などの理由が多いだろうと思います。しかし身体拘束をすることによって，近い距離で介助を行うことが増え，偶発的な暴力が発生してしまう。暴力があることよって身体拘束が開始され，またその身体拘束によって次の暴力が起こり身体拘束は継続される悪循環となります。そのため暴力の危険性がありそうなときは，よりケアを手厚くしたり，どのような事柄が患者さんの暴力の対象となるのかを柔軟に考え，配置を工夫したり，患者さんの暴力とならないようにするためには，何が必要かを考えるといった発想の転換がこの間に起こったことですね。

牛島　「患者さんが暴力を振るわなくても済むように」と考えていくと，こちらのケアの方法も柔軟になってきます。「決まった時間に決まった人が行う，決まったケア」では，一方的なケアになりがちです。

杉山　以前は暴力を不穏・多動という拘束する正当な理由としてとらえ，拘束なしでやってみようという想定にいたりませんでした。

向笠　そのことは暴力に限りません。私がいた病棟は慢性期の高齢者が多い病棟で，転倒転落のリスクが高く，拘束が必要とされた患者さんが何名かいました。こちらは転倒転落を拘束の理由としていたのですね。拘束ゼロ化に向けて，どうするか。すべての転倒転落を防ぐのは不可能なので，それなら転倒転落しても怪我

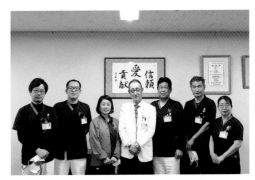

図1　座談会にご参加いただいたみなさま。左から向笠さん，池谷さん，内田さん，杉山先生，牛島さん，山田さん，鈴木さん

をしなければ大丈夫なのではないかと視点を変え，怪我をしないための環境整備について検討しました。

そこで物品の力も頼ることにして，低床ベッドや感度のいい離床センサーを購入し，そのほかに患者さん本人にヘッドギアの装着をお願いしたり，足にフィットした介護シューズを業者さんにつくってもらったりしました。病院全体で拘束ゼロの目標を共有していたので，物品も揃えやすかったです。あと転倒した際に受傷する可能性があるので，タンスなど部屋に不要なものはできるだけ入れないことにしました。すべての環境を整備したうえで，主治医から家族の方に拘束の解除に伴う怪我のリスクについて了解を得たうえで拘束を解除しました。

今回のケースで2件拘束を解除したのですが，やはり転倒転落の回数頻度は増えてしまいました。でも物品を充実させて，看護師も対策をしていましたので，重症度の高いインシデントはなかったです。

やれるだけやってみるという柔軟さ

山田 印象に残っているのが，ある入院したての患者さんが不穏興奮著しく，スタッフに暴力を振るったケースです。その後の患者さんの経過も慎重に勘案し，精神保健指定医により身体拘束が検討されていました。池谷さんにもその一員に加わってもらおうと思っていたところ，池谷さんは身体拘束以外の方法を試したいと。

池谷 ありましたね。その患者さんは幻覚妄想状態でかなり混乱していらっしゃいました。当時，私は病棟が違っていたため何も前情報をもっていなかったのですが，患者さんとコンタクトしたとき，「大丈夫そうだ」と感じたんです。ほかのスタッフは部屋に入るのも少し敬遠していたようで私も少し怖かったですけど。お話はできそうだったのでまず話を聞きました。

お話をゆっくり聞いていたら落ちついてきて，薬を飲んでもらったり，ごはんを食べていなくてお腹も減っていたようなのでジュースを飲んでもらったりしているうちにだんだんと統合してきた様子がみられました。その後，医療的ケアもできて，拘束はせずに済んだという事例です。

山田 医師や病棟の看護師は「もう拘束するしかない」という雰囲気でした。そこにCVPPP院内トレーナーである池谷さんが，ディエスカレーションの手法で患者さんとコミュニケーションをとっていきました。池谷さんは，このような状態になっているのは患者さんの精神症状によるものだけではないと考え，それを患者さんとの言語的コミュニケーションにとどまらな

い，患者さんへ安心感を与えるようにかかわっていて，徐々に患者さんの様子が落ちつくのが周囲にいた私にもよくわかりました。30分以上の時間をかけながらコミュニケーションを試みると，患者さんが「私のことをよくわかってくれている」と心を開いてくれて，身体拘束は必要ないというアセスメントができ，最終的に医師も経過観察で身体拘束はしないと判断をしました。

杉山 院内の同調圧力はよくあることで，それには良し悪しの両面があります。いまの話のようにみんなが拘束せざるを得ないという流れに向いていたところで，「ちょっと待って，考え直そう」というのは勇気が必要だったと思います。池谷さんはCVPPPのトレーナーであるので意見が言えたのでしょうね。向笠さんの転倒転落のお話も，みんなが必要だと思っているから反対意見が出づらいということもあったはずです。

牛島 一方で，現実的には「拘束をしなければならないのではないか」という意見も言えることも必要だと思うのです。もうしないと決めたから絶対ではなく，どちらの可能性についてもオープンに検討することができるというのが，いわゆる「風通しのよい組織」なのではないかと考えます。

池谷 そうですね。そういう意味では，先ほどの事例はもう拘束の指示も出ていたうえで反対の意見を言った事例なのですが，身体拘束のための人手として呼ばれたときには，「呼ばれたから行ってみよう。そしてコンタクトしてから考えてみよう。自分たちがやれるだけやってみて駄目だったら駄目でしょうがない」と考えていました。自分の目で見て，1回話をしてみ

たいと思いました。「絶対に拘束を避けなければいけない」というプレッシャーはなかった気がします。

牛島 「自分たちがやれるだけやってみて駄目だったら駄目でしょうがない」ということが組織のなかで共有されているというのは，一時的にではなく，身体拘束をゼロにし続けるために重要なポイントだと思います。

杉山 私もさまざまな意見を出しあって，その意見をしっかり検討できる組織文化こそが身体拘束ゼロを達成させるための鍵だと考えていました。「身体拘束なしでやっていこう」という機運が高まったときに，不安を感じて「辞めたい」と考える人がいないとも限りません。その人たちをも配慮できる組織であること。この身体拘束ゼロのプロジェクトの肝はここにあるのではないでしょうか。

✎ コミュニケーションとは自己研鑽

編集部 看護師と医師とのコミュニケーションについてもう少しおうかがいします。

杉山 医師としては医師の職責を全うしたいというのがまずあると思います。そのために看護師さんと必要なコミュニケーションはとります。しかし医学的な面に関しては責任をもてるけど，ケアの領域は看護師に任せたいと思っているでしょうね。そうした役割分担の感覚があるのかなというのは見ていて感じます。

精神科では特に，患者をみるときは医学的な所見だけにとどまることができません。つまり病気だけではなく，生活を含めてその人をみる，ということです。看護師さんも，退院後の生活場面で困らないように入院中から支援していくという考えにシフトしていますよね。

ただ若い医師たちは自分が責任をもつ業務以外に余裕がないので，コミュニケーションを必要以上にとると逆に支障が出てしまうと考えているかもしれません。看護は看護，医師は医師で業務を行ったほうがうまくいく職場もあるようですが，当院に関していえば，特に急性期などは医師と看護師で一緒に考えないと統合的なケアができません。作業療法の例もそうで，リスク面だけ見ていても実施が厳しいと考えてしまいますが，多職種のさまざまな視点を把握したうえで，はじめて医師としての領域はここだという話になるはずなので，そうしたことをコミュニケーションできるのがいちばんいいと思います。

鈴木 個人的には医師とのコミュニケーションはとりやすいと思っていますが，それは看護のスキルや経験にもよるのではないでしょうか。たとえば2，3年目で若手のスタッフと10，15年のベテランが医師とコミュニケーションをとるのでは事情が異なります。

質のよいコミュニケーションのためには，やはり医師は医師の，看護師は看護師のスキルをあげておかないと，特に行動制限といった難しい内容について意見を交わすにはハードルが高いのは当然です。若手の看護師には現場の先輩たちがどういうふうに医師とコミュニケーションをとっているのかをみてほしいですね。ただこればかりは「こうすればいい」という正解がないので，肌で感じて盗みとってもらいたいです。昭和な感じですけど（笑）。

編集部 コミュニケーションというのはどういった内容のやりとりが多いのですか？

鈴木 患者さんの様子などですね。たとえば

隔離を解除するタイミングに関して，その先生はどのような状態だったら隔離を解除と判断できるのかを確認して，医師の答えと看護師の答えのズレをすり合わせていくという作業です。場合によっては作業療法士さんがその専門的な見立てにもとづいて「意外と（身体拘束なしでも）大丈夫そうですよ」という意見がすっと出てきて，その意見が採用されることもある。だから一部の人の意見だけで物事が進むというわけでもありません。いずれにしてもスキルに裏打ちされていないと，コミュニケーションは成立しないのです。

杉山　なるほど。コミュニケーションをよくするのは自己研鑽ということなのですね。

鈴木　そうですね。自分の役割を理解してそのスキルアップすることは，仕事におけるコミュニケーションで重要です。

杉山　やはり自分の仕事に自信がないと，何か言われたらどうしようと防衛的になってしまいますからね。医師も「先生，この指示は困ります。わけわかんないです」と言われると否定されたように感じることもあるでしょう。反論があればディスカッションすればいいという話になるけど，自信がなければそれもできない。

鈴木　それで「じゃあ看護師さんの言うとおりで」と言われたら，看護師も「え，私が言ったことがそのままとおってしまった」と変な責任を感じて「これからは言うのをやめよう」と非常に効率が悪い事態が起きます。あとは自分の立ち位置と相手の立ち位置への理解も不可欠です。そこが抜けていると，ただの言いっぱなしで終わってしまいます。意見を述べ合う双方が「自分の立ち位置と相手の立ち位置」を理解したコミュニケーションができれば，不用意に相手を傷つけてしまう，あるいは自信を失わせるということがなくなるのでないかと思います。

意見が出し合える組織

牛島　ただ，そこまで相手の意を汲みとったコミュニケーションはなかなか難しいですね。新人スタッフは特にです。インフォーマルな場だと新人も意見を言ってくれることもありますが，申し送りや医師への報告ではなかなか言えないですよね。違う場面で聞くと実はしっかりした意見をもっていたというのはよくあることです。だから上の立場の者が機会を待って意見を聞くようにサポートし，自分の意見を言うことができる機会をつくることも肝要です。

編集部　座談会にご参加の方は管理職の方が多いですが，管理職の立場として現場のスタッフが意見を表出しやすくするために気をつけていることはありますか？

山田　よくみんなに伝えているのは，「すごく小さなこと，あるいは自分が言ったら大それているかなと思うことも，まずは言ってもらわないと提案や助言もできないので，なんでもいいから言ってください」ということです。もし看護部長や院長に自分で言いにくいことがあったら代弁するから，遠慮しないでくださいと。

あとは何かの会であまり発言できない方がいたら「どう思う？」と聞くこともします。公平にみんなが発言できるような機会をつくって，特定の人たちだけが発言するということにならないように心がけています。

牛島　院長もよく病棟に行きますよね。

杉山　みんなが何も話してくれなくて，何を

考えているかわからなくなるのが怖いのだと思います。だからこちらから話しかけにいきますね。「この患者さんの治療・看護の方向性」というところに意識を向けて話せば円滑にコミュニケーションが成立すると感じています。

内田　円滑なコミュニケーションということでは，医局と心理士とワーカーがワンフロアでつながっていて，作業療法士も医師やワーカーにもすぐに話せる環境になっているのはいいですね。部屋を移動してわざわざ言いに行くより，気持ちの面でのハードルの高さも違います。

杉山　振り返ってみると，身体拘束ゼロのプロジェクトによって，多職種で全体が連携し合うようになりましたね。直接的にはケアとはかかわりがないと思われている事務員も含めてです。先ほどの物品の購入に関する話についても，物を買うには事務の手続きが必要です。事務員としては物品を購入すれば転倒転落が減る，身体拘束が減るということはよく話を聞かなければわからないわけですよね。そのコミュニケーションがなく，また目標も共有されていなければ，「なんでこの物品が必要なんですか？　本当に必要なんですか」と事務方で話がとまってしまいます。せっかくいい医療を提供しようとしているのに，モチベーションがそがれますよね。だから多職種で連携して，組織として同じ1つの目標に取り組むことが大切だったのです。

今後の課題について

牛島　当院の場合，身体拘束がゼロになったゆえに，入職1年目のスタッフは身体拘束の経験がありません。行動制限の施行において私たちが守るべき法律に関しては，基本知識として理解はしてもらっていますが，本日話題にでたように，「やれるだけやってみて駄目だった」という場合もあり得るわけです。その場合に備えた対応技術を習得することも必要です。また，トラウマインフォームドケアは精神科看護において必須ともいえる技術であるため学びを深めていく予定です。当院には池谷さんをはじめすばらしいロールモデルがおりますので，そうした人材のスキルが看護部組織全体に浸透し，誰しもが困難なケースにもチャレンジできるようになれたらと思います。さらにいえば，今後は隔離にも視野を広げて，行動制限全体をゼロにすることをめざしていきたいです。

杉山　身体拘束というのは，患者さんはもとよりスタッフの「安全」という側面もありますが，往々にして，取り除かれるはずだった不安が逆に募っていく結果になります。当院の場合，身体拘束をゼロにしてみたらスタッフの負担は以前と比べて軽減されたうえ，「身体拘束がなくても私たちは対応していけるんだ」という自信をもつことができました。こうした自信にもとづく，今後も患者さんに良質な医療や看護を提供していくのだという責任感と気概，高い志を掲げ続けるということが必要です。トレンドが変わることによる揺れ戻しには気をつけたいと考えていますが，ここまでくれば当院は大丈夫だとは思っています。最後につけ加えると，私たちの取り組んできたことを県や国に向けて発信して，精神科病院における医療の質の底上げをはかっていきたい。まだまだ満足せずに進んでいこうと考えています。

〈終〉

学びの広場 INFORMATION

● 学会開催のお知らせ

▶第48回日本精神科看護学術集会 in 北海道

主催：一般社団法人日本精神科看護協会
主題：あらためて問い直す精神科看護のあり方
日時：2023年6月2日（金）〜3日（土）
会場：札幌コンベンションセンター（北海道札幌市）

●お申し込み

【事前申込（会場参加）】＊オンデマンドも視聴できます

申し込み日：3月1日（水）〜5月1日（月）

【オンデマンド専用申込】

申し込み日：3月1日（水）〜8月21日（月）

＊2023年度の会員証が届いた後に「manaable（マナブル）」に登録して，お申し込みください。発表者・研究関係者は可能な限り【事前申込（会場参加）】でお申し込みください

●参加費

事前申込（会場参加）・オンデマンド専用申し込み：会員価格 13,200円（税込），非会員価格 26,400円（税込）

当日申し込み：会員価格 15,400円（税込），非会員価格 30,800円（税込）

＊当日参加申込も「manaable（マナブル）」にて受付いたします。来場前に「manaable（マナブル）」のご登録を事前にお願いいたします。

共催セミナー 〈公開対談〉カンフォータブル・ケアとトラウマインフォームドケア
—2つのケアに共通する核心と具体的実践をめぐって

　小社では2日目（6月3日）の午後に，共催セミナーを予定しています。内容は以下のとおりです。ふるってご参加ください！

●講師と座長
　講師：南 敦司氏（カンフォータブル・ケア普及協会代表）
　　　　田邉友也氏（訪問看護ステーションいしずえ代表理事）
　座長：岩代 純氏（医療法人北仁会石橋病院副看護部長）

●セミナー概要
　カンフォータブル・ケアの「カンフォータブル」には，"快適""快刺激"という意味があります。主に認知症患者さんを対象として，不快を排し，快刺激を意識し，実践するケア技術です。またトラウマインフォームドケアは，患者さんのトラウマをよく理解したうえで行われるケアをいいます（なお，トラウマインフォームドケアを実装することは，ともに働くスタッフとのかかわりにおいても良好な影響をもたらします）。

　本共催セミナーでは，カンフォータブル・ケアとトラウマインフォームドケアという2つのケアに息づく精神科看護の理念について，第一線で活躍する実践者のお2人に，対話をとおして検討していただきます。参加者には明日から臨床で使える『トラウマインフォームドケア実践ガイダンス（私家版）』を配布予定。ぜひ学術集会に参加の折にはお立ちよりください。

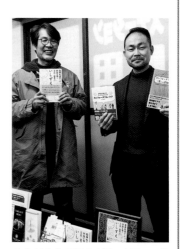

南氏（左）と田邉氏（右）。お互いの著作を手に。

みなさんからの研究論文や実践レポートを募集しています

● **精神科看護に関する研究，報告，資料，総説などを募集します！**

＊原稿の採否
　(1) 投稿原稿の採否および種類は査読を経て査読委員会が決定する。
　(2) 投稿原稿は原則として返却しない。

＊原稿執筆の要領
　(1) 投稿原稿に表紙をつけ，題名，執筆者の氏名，所属機関，住所，電話番号などを明記すること。
　(2) 原稿はA4判の用紙に，横書きで執筆する。字数は図表を含め8,000字以内とする。
　(3) 原稿は新かな，算用数字を用いる。
　(4) 図，表，および写真は図1，表1などの番号とタイトルをつけ，できる限り簡略化する。
　(5) 文献掲載の様式
　　　①文献のうち引用文献は本文の引用箇所の肩に，1)，2)，3) などと番号で示し，本文原稿の最後に
　　　一括して引用番号順に掲載する。
　　　②記載方法は下記の例示のごとくとする。
　　　　 i) 雑誌の場合　著者名：表題名，雑誌名，巻（号），ページ，発行西暦年次.
　　　　 ii) 単行本の場合　編著者名：書名（版），ページ，発行所，発行西暦年次.
　　　　 iii) 翻訳本の場合　原著者名（訳者名）：書名，ページ，発行所，発行西暦年次.
　(6) 引用転載について
　　　ほかの文献より図表を引用する場合は，あらかじめ著作者の了解を得ること。
　　　またその際，出典を図表に明記する。

● **実践レポートや報告もどんどんお寄せください！**

　職場での実践報告や看護の工夫などをお寄せください。テーマは問いません。研究目的，方法，結果，考
察など研究論文の書式にとらわれなくても結構です。ただし，実践の看護のなかでの報告・工夫に限ります。
8,000字以内でまとめてください（図表・写真含む）。原稿の採否については編集委員会で検討します。

● **読者のみなさんとともにつくる雑誌をめざしています！**

　「クローズアップの取材に来てほしい！」「こんな特集をしてほしい」「この記事は面白かった，役に立った」
など，思い立ったことやご意見などもお気軽にお寄せください。お待ちしております。原稿のデータはメー
ルで下記の送付先までお送りください。

送付先・お問い合わせ
(株) 精神看護出版編集部
〒140-0001　東京都品川区北品川1-13-10　ストークビル北品川5F
TEL. 03-5715-3545　FAX. 03-5715-3546　E-MAIL. ed@seishinkango.co.jp

どん底からのリカバリー WRAP®を使って。

第42回 ▶ 自分らしさ？　ありのまま？③

アドバンスレベルWRAP®ファシリテーター
増川ねてる ますかわ ねてる

前回僕は，次のように書きました。

「クライシスのときの自分は，自分じゃない」です。そして，「それが自分であってたまるか」とも思います。"いまの僕"を見てほしい。"いまの僕"がやってほしいことをしてほしい。"いまの僕"を助けてほしい。「いい感じのときの僕」の判断を，「クライシスのときの僕」の判断よりも優先させてほしい。

そして，
①「本人のことは，本人が知っている」が，前提。
②「患者さんは，自分のことを知らない」が，前提。
③「専門職の人のほうが，患者さんのことを知っている」が，前提。
　みなさんは，どう考えているんだろうと思っています。

みなさんの，《前提》はなんですか？
　さて，みなさん，みなさんの"そもそもの《前提》"はなんでしょう？　ここに，カギがある気がします。

> Q33　"精神科"におけるみなさんの《前提》は，どれですか？
> ①患者さんのことは，患者さん自身が知っている
> ②患者さんは，自分のことを知らない
> ③専門職のほうが，患者さんよりも患者さんのことを知っている

クライシスのときの自分も自分なの？

あらためて考えてみました。僕にとっては結論が出ていて，それは，「クライシスのときの自分は，自分じゃない」です。そして，「それが自分であってたまるか」とも思います。もちろん，その「体」といいますか，

《前提》①

まずは，「①患者さんのことは，患者さん自身が知っている」です。

いまでこそ，僕は，「①患者さんのことは，患者さん自身が知っている」が前提だと考えていますが（そして，そう主張さえしていますが），「はじめからそうだったか？」とあらためて自分に問いかけてみると……たぶん違います。そもそも，「自分で自分がわからなくなった」から，精神科に行ったのです。学生相談室

に行ったのです。「自分のことなのに，自分でコントロールができなくなって」，それが苦しくて，それが続くのが怖くて，恐ろしかったから，「精神科」に行ったのでした。そこに行けば，治療をしていけば，また自分をコントロールできるようになるって思って通ったのでした。僕は，大学生でした。僕は，思っていました。自分のことを知らないから，自分にとってよい行動をとることができなかったから，「頭が壊れた」と。

だから「カウンセリングを受けて，本当の自分に出会って，本当の自分と一緒に生きれたらいいな。まだ19歳，やり直せる。今度こそ，本当の自分を知って，本来の自分とつながって，自分の人生を生きていくんだ。それで，壊れた頭も治るはず」と思っていました。「専門家」の知恵を知りたくて，助けてほしくて，「カウンセリング」に行き，「クリニック」に行き，「大学病院」に行ったのでした。

そして，「あなたはどうしたいのですか？」と言われても，「それが，わからないから，ここに来たのです」と答えていました。そして，答えは自分ではなくて，向こうにあると思っていたので，「あなたはどうしたのですか？」と聞かれると，困ってしまっていた気がします。相手に答えがないということのほうが不安になっていたと思います。「自分がわからなくなったから，自分よりくわしい人に訊きに来たのに……」，僕はそんな感じに思っていたのです。

《前提》②

では，②「患者さんは，自分のことを知らない」。この選択肢は，よくないものと思っていました。ところが，あらためて自分の来た道を振り返ってみると，僕は「自分がわからなくなったから，精神科に行くことにしたんだ」という記憶が蘇ってきました。そして，これは僕だけではなくて，まわりの仲間たちもそういうことを話していたような気がします。なので，問いを立てた当初とは違って，これはあるかも……と思うようになっています。そして，「あなたのことは，あなたがいちばんよく知っている」と言われても，響かない……。だって，「自分がわからないから，ここに来た」のだから。

《前提》③

そして，③「専門職のほうが，患者さんよりも患者さんのことを知っている」。さてこちらはどうでしょうか？　「自分が，わからないから，ここに来た」のだから，「あなたはどうしたいのですか？」と訊かれても困る，ということを思った僕にしても，「③専門職のほうが，患者さんよりも患者さんのことを知っている」というのは，違和感があります。というか，「自分がわからないから，ここに来たのです」という僕であっても，「③専門職のほうが，患者さんよりも患者さんのことを知っている」は，嫌なものを感じます。怖いと思いました。

そして僕が感じていた「精神科に行くのって，怖いな。不安だな……」って，思ったその不安の正体，「精神科にある恐怖の正体」が見えた！と思いました。つまり，精神科に行くと「③専門職のほうが，患者さんよりも患者さんのことを知っている」ということにされることが，怖いのです。「洗脳」というか，「マインドコントロール」というか，それが怖いのです。

僕は，ただ「自分のコントロールを取り戻したくて」，ただ「本当の自分を知りたくて」，そこに到るのに力を貸してほしいって思っていたのに，「洗脳されてしまう」のではないか，「マインドコントルールされてしまう」のではないか，つまり，「自分を壊されてしまう」「自分を書き換えられてしまう」という恐怖を感じていたのを思い出しました。

　19歳のときの僕。「自分をコントルールできなくなった」のには，本当に困りました。「自分の気持ちが自分でもわからなくなる」ということも，本当に困りました。やりたいことがあっても自分を適切に動かせない，だんだんと，本当にやりたいこともわからなくなっていき，それが続く。不安でした。そして，家からも出れなくなるし，1人暮らしだから，生活もままならなくなる。実家を出て，身寄りのない東京での暮らし。それで，精神科に行ったのでした。30歳前。仕事を辞めて，離婚して生活保護を受けるようになってからは，もっとわからなくなりました。「自分ではダメだ」って思っていました。「僕は僕だから，生きていけないんだ」って思っていました。なんとか，人並みになりたい，社会に迷惑かけないように，最低限のことをやってこれからの人生を過ごしていこうと思っていました。

　だから，専門職の人に「生き方」を教えてもらおうと思いました。専門職の人に，「生きていける自分」を教えてもらおうとしました。でも，それがうまくできないのは，自分が「重度な障がい者」だからだって思うようになりました。薬もたくさん，たくさん飲みました。それで，僕は，「人並み」になれるって思っていました。まず自分を「人並み」にしてから，それか

ら再出発。そう思っていました。でも，「人並み」になることができませんでした。

　「精神科に行くと，洗脳される」「精神科に行くと，マインドコントールされる」。だから，精神科には行きたくないって（19歳のころ）思っていたのですが，いま，50歳になる前の年に思うのは，「やられちゃったな」という，忸怩たる思い。この文章を書き始めた当初はもっていなかった気持ちができています。

精神科でもつようになった世界観

　「洗脳」「マインドコントロール」。

　それを，意図して行っている医療者はいないように思います。少なくとも僕のまわりではそうでした。でも，いま抱いてしまった，「洗脳」「マインドコントロール」について（この言葉は正確な意味合いにおいて，使っているわけではありません。19歳のころの自分が感じていた不安・恐怖を，当時の気持ちを未熟な語彙力で書いています），見つめていきたいと思います。

　僕自身，ちょっと驚きました。過激な言葉が湧いて出たって，驚きました。

　冷静になって，「洗脳」「マインドコントロール」の中身を見つめてみると，「お前は，できない人なんだ」「お前は，がんばってもがんばっても，何かが欠けている人間なんだ」「お前は，もう取り返しのつかないものをなくしてしまった人なんだ」，だから，「お前は，他人のサポートを受けながら，人生を送らなければいけない人なんだ」，だから，「お前は，社会にとっては，役に立たない人なんだ。社会にとってはお荷物なんだ」，だから，「お前は，他人に迷惑をかけないように，世間に迷惑をかけないように，自

分の世界で死ぬまで平穏に生きていきなさい」

　これが，僕のなかに（徐々に）できあがっていった「世界観」でした。精神科に通うようになって10年で，僕はこんな世界に生きるようになっていました。そして，どんなに努力しても，無駄でした。がんばっても，がんばっても，人生がうまくいかない。自分のコントロールさえできない。そして，「合った薬が見つかった！」って思って飲んでいた薬にも依存してしまい，中毒症状がでてしまって使えなくなって，何をやってもダメだった。そして，それは，僕が「障がい者」だから，という世界を完成させていました。

　本当は，僕はただ，「自分のコントロールを取り戻したくて」，ただ「本当の自分を知りたくて」，そこに到るのに力を貸してほしいって思っていたのに，10年通って僕に残ったのは，「何をやっても俺はダメだった」です。

　恐ろしいことに，これが僕に起きたことでした。最初に「精神科」に入院したのが19歳，いまから30年前の1993（平成5）年で，「お前は，もう取り返しのつかないものを，なくしてしまった人なんだ」「お前は，がんばっても，がんばっても，何かが欠けている人間なんだ」「お前はできない人なんだ」と心底思ったのが，2005（平成17）年のことでしたので，いまから約20年前の話です。そしてこれは，いまも起きているように思います。

　そして，僕はいま，そんなふうには思っていません。何があったのか？　どうして，その「世界」から抜け出せたのかというと，それはもう，「そこから，抜け出した人に会ったから！」につきます。実際にそこから抜け出した人に出会ったから。それが，僕が抜け出すきっかけになりました。

　2006（平成18）年でした。僕は，憧れのまなざしでその人を見ていました。

　「どうやったら，あなたのようになれるのですか？」と，聞きました。僕の目の前に現れたのは，ジーニー・ホワイトクラフトさんというアメリカの人。金髪のショートヘアの女性で，好奇心を宿した青い瞳はキラキラと輝いて，ときにダンスのステップを踏んでこちらを陽気にさせてくれる人でした。ジーニーさんも，僕と同じ「当事者」という「肩書」（？）の人だったのですが，（当時の）僕の生活とは違うあり方をしていました。アメリカに住んでいる人が，日本に来て，「講演会」と「ワークショップ」を行う。しかも，テーマは「リカバリー」。そして，「WRAP」。それを，日本の専門職の人たちが聞きに来る。もちろん，僕たち「当事者」（施設に通うメンバー）も聞きにいく。ジーニーさんは，アメリカの有名な研究者の人たちと一緒にやって来ていました。

　2006年，「リカバリー」「WRAP」「ピアサポート」。日本でも（僕の通う施設では）その言葉がホットな言葉となっていて，僕は「当事者活動」に出会い，仲間ができて，自分は1人じゃないと感じられた。「誰もが，仲間がいればできるんだ！」って思っていたころ。「リカバリー」という言葉を知って，それが世界標準になっていると聞いて，「よし僕もリカバリーするぞ！」って思っていたころ。「リカバリーするぞ！」って言って，活動をしているものの，実際的には試行錯誤。そんなときに，実際にリカバリーしていた人が現れたのです。それは，「サッカー少年の目の前にメッシが現れた！」とか，「野球少年の目の前に大谷翔平が現れた！」と

いうのに似ているかもしれません。

「いつかは，こうなれたらいいな。でも，遠い世界の話かも」という感じだったのが，実物に会ったのです。実際にリカバリーしていた人に出会ったのです。遠い世界の話ではなくなりました。

そして，「どうしたらいいのか？」という「方法」に関しても，ジーニーさんは僕たちに話してくれたのです。だから「やってみよう！」となりました。

抜け出す方法は，「WRAP」

教えてもらった，方法は「WRAP」でした。「WRAP」に関しては，話には聞いていました。アメリカで当事者の人たちが，自分たちの知恵を持ち寄って開発し，それで実際にリカバリーした人たちが多くいる。そういう話を聞いていました。実際にWRAPを使ってリカバリーしている人に会ったことがあるという話も聞いていました。でも，やっぱり，百聞は一見に如かず。実際に自分が見たのと，見た人の話を聞いたのとでは大違いでした。

僕たちは，早速「勉強会」を立ち上げました。1回聞いただけのもの。それを忘れないようにしたい。噂としてしか知らなかったものを，実際に目にしたという興奮もありました。まだ，日本で実際に見た人はあまりいない。それに出会えたことの幸運。これからこれを伝えていくんだという使命感というか，気負いのようなものもありました。興奮していたと思います。

「メッシにサッカー教えてもらった！」「大谷に，野球を教えてもらった！」そんな興奮がありました。

もちろん，最初からうまくなんていきません。ジーニーさんから教えてもらったときはわかったつもり，にさえならない。本当に，一部一部をみんなで持ち寄って，勉強会をしていきました。

やがて，「○○っていうのがあるらしいよ」とか，少し情報が増えていき，「今度，九州でファシリテーターの研修が開かれるんだって」という話がやって来て，「僕も，参加したいです」と名乗り出て，研修に参加。そこでまた，ジーニーさんに再会。当時，コープランドセンターのセンター長を務めていたスティーブン・ポクリントンさんにも出会う。こうやってリカバリーしている人たちに出会っていきました。

そして，WRAPファシリテーターの資格をもってからも，僕はなかなかWRAPをわかっていませんでしたし，僕のリカバリーはなかなか起きませんでした。でも，僕は「リカバリーしている人」を知っていたのです。「WRAPを使って，リカバリーした人」を知っているのです。そして，一緒にWRAPに取り組む仲間もいました。リカバリーは，「いつか達成したらいいな」という憧れや，遠い世界の話ではなくて，実際に僕が見たことのあるもの，現実のものになっていたのです。

WRAPの情報も，年々増えていきました。2006年に出会ったWRAPは，その後，日本語訳のテキストも販売されるようになり，ファシリテーター養成研修も年に1回は開催されるようになりました。そして，年に1回ジーニーさんや，スティーブンさんという「実際にリカバリーした人」が来日するようになり，僕（たち）は「実物（たち）」に定期的に触れることができるようになりました。やがて僕は，施設に通う

のを卒業し，生活保護を抜け，WRAPファシリテーターとして生計を立てるようになっていきました。

2006年にWRAPに出会って，2011（平成23）年に生活保護を抜けたので，その時間は5年でした。そして，2018（平成30）年に結婚しました。今年が2023（令和5）年ですので，それから5年が経ちましたが，いまの僕の生活の基盤は，2006年にWRAPに出会ってから，12年かけてつくったものです。

そう考えると，「精神科」に通うようになった19歳のころから12年経って，「お前は，もう取り返しのつかないものを，無くしてしまった人なんだ」「お前は，がんばっても，がんばっても，何かが欠けている人間なんだ」「お前は，できない人なんだ」という世界にいた僕が32歳で「WRAP」に出会って，12年かけて，そこから抜け出した。それが，僕の25年間ということになります（いまは，それから5年が経ちました）。

自分らしさ　ありのまま　ほんとの私

さて，この3回にわたって考えてきた，《自分らしさ？　ありのまま？》そして，今回の問い

である下記。

> Q33　"精神科"におけるみなさんの《前提》は，どれですか？
> ①患者さんのことは，患者さん自身が知っている
> ②患者さんは，自分のことを知らない
> ③専門職のほうが，患者さんよりも患者さんのことを知っている

ここまで読んできて，みなさんはいま，どんなことを思っていますか？

僕は，《自分らしさ？　ありのまま？》は，最初は未熟だったなぁ，時間をかけてそれらを育んできたのが，僕の人生だったなぁって思います。そして，「Q33」は，もうどうでもいいことのような気がしてきています。①が前提なんですが，時にそれはわからなくなるし，まだそれが育っていないときには試行錯誤で，時間をかけて育んでいくものって感じがしますし，②はについてはやはり決めつけはよくなくて，そうなるときがあったらそれはサポートが必要なときで，でもそのサポートは①を前提でやらないと，「洗脳」「マインドコントロール」になるって思うし，③は，論外。そんな地点にいま僕はいます。

さて，みなさんの，答えはどうでしょう？

藤田式精神科事例検討会の
つくり方・進め方・広げ方②

第2回目　場をコントロールせず，場に任せる

藤田茂治　ふじた しげはる
訪問看護ステーションりすたーと（埼玉県さいたま市）
所長

大切なのは「安定継続」

　さて，前回は事例検討会の開催までに準備しておいたほうがいいことについて，藤田式精神科事例検討会の方法をもとに紹介してきました。実際に1回目が開催できたとして，本当に大切なのは「安定継続」です。「開催したはいいが次回以降，人が集まらなくなり，そのうちに自然消滅」ということをよく聞きますね。そこで今回は事例検討会を安定継続させるための秘訣，開催が続かない事例検討会との違いなどについてお伝えしていきます。

開催が続かない事例検討会の特徴

1）「正解か不正解か」を競う事例検討会は……

　これまで私はさまざまな事例検討会に参加してきました。参加してよかったな，と思う事例検討会もあれば，残念ながらそうは思えなかった事例検討会もあります。後者の特徴はどのようなものだったのか。私の感じる「参加してよかったな，とは思えなかった事例検討会」の特徴は，“スーパーバイザーの立場にある人が主体となって開催している事例検討会”です。

　スーパーバイザーを日本語にすると，「監督者」や「管理者」という意味になります。つまり，管理・監督するような立場の人がスーパー

バイズする（指導・教育する）ために事例検討会を開催するものです。もちろんこれには相応のメリットもあります。新人や経験年数の少ない人たちが「教えてもらう」という立場を受け入れている場合には，こうしたスタイルの事例検討会もよいでしょう。

　「そのスーパーバイザーに教えを請う」というスタイルの事例検討会は，そこで交わされる意見や結論が「正解か不正解か」ということが重視される傾向にあるように思います。「その意見は正解か，正解じゃないのか」ということを常に問われるような場は，参加者が試されている気分になり，基本的には居心地がいいとは感じにくいものです。それに，もし自分の意見が「不正解である」という結論となった場合，その意見をもつ人は「否定された」という感覚に陥りやすいものです。少なくとも私は，そうした場を居心地がいいとは思えません。

　そもそも精神科という領域で行われているケアは，「正解か・不正解か」だけでははかれないことが多いのは，みなさんも十分にご存知でしょう。もちろん専門職としてのアセスメントが結果的に正しいか・正しくないかという判断は現実的にありますが，少なくとも事例検討会という場では，「正解か不正解か」を問うよりも，ケアの対象となるご本人がどのように考えているのか，実際にはどう希望しているのか，提供

しているケア，その思いや希望にそった方向に進んでいるのか，ということを検討することのほうが大切なのではないかと思います。

「正解か不正解か」を競う事例検討会は，病院─地域問わず，経験や立場の異なるさまざまな職種の人たちがともに学び合い，顔の見える関係になって仲よくなっていくという藤田式精神科事例検討会のスタイルとは，基本的には正反対のものです。藤田式精神科事例検討会では，参加者がそれぞれの経験や知識をもち寄り，ともに学び合うということを大切にしているため，「正解か不正解か」は話題にあがりません。それぞれの参加者が経験してきたことに「正解か不正解か」などはなく，すべての経験は貴重であり，それ自体が尊重されるのです。この考え方はおってくわしく解説するWRAPの考え方にもとづいています。なお，WRAPクラスに何度も参加し，WRAPファシリテーター養成研修で学んだ価値と倫理，さらにはファシリテーションという考え方に，私は非常に共感していますし，藤田式精神科事例検討会の根幹にあります。私はWRAPファシリテーターとしてさまざまな活動をしていますが，WRAPの考え方が日本の精神科医療のなかに浸透すれば良好な，そして大きな変化が生じるだろうと考えています。

2) 誰かが一刀両断！　そんな事例検討会は……

発言力の強い「立場が強め」の人が一刀両断，意見をズドン！　と場に投げかけ，場が凍りつき，ほかの参加者が黙ってしまう事例検討会。これもよく見かけますよね。この一刀両断，知識が豊富で経験が豊かで，それなりの地位に

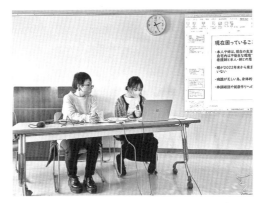

図1　事例提供者も安心・安全も重要。写真は過日開催された第6回北陸地方精神科事例検討会で事例提供を行う事例提供者

ついている人がやりがちなことであると思います。よほどそうした意見に対抗できる自信がないとほかの参加者が黙るほかないですし，一刀両断するような発言に対してわざわざ議論を挑むというようなことはほとんどしないものです。そして，その事例検討会の場は，ほぼその人の独壇場になってしまう……。病棟や職場などで行う何かを決めるために行う話し合いの場では，責任者が最後に責任をもって意見を（結論）を述べるという意味で，「一刀両断」は意味をもつかもしれません。しかし事例検討会は本来的にいってそういった場ではないはずです。

私にもこのような事例検討会の経験があります。参加者はさまざまな意見を出すのですが，1人の参加者が持論を展開し，ほぼ「答え」を言ってしまいます（合っているかどうかは別に）。場は当然，静まり返ります。司会の方は慌ててフォローをします。すると，またポツポツと意見が出始めます。が，同じく先ほどの「答え」を述べる人が発言をする……。そのくり返しで，場の雰囲気はついに「どうせまたあの人が発言

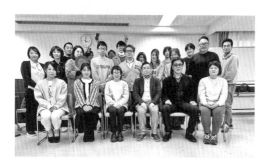

図2　第6回北陸地方精神科事例検討会の参加者と筆者（前列右から3番目）

するのだから，もういいかな」というものになってしまう……。

「自分の発言はあってるのかな？」と思ってしまうため，「私としては異なる意見をもっているんだけど，でもあの人に何か言われるかも。自信があるわけでもないし……言うのをやめておこうか」。参加者がそうした気持ちになってしまったのでは，個々の経験が互いに学びになる事例検討会ではなくなってしまうでしょう。

前回解説したとおり，藤田式精神科事例検討会ではこのようなことが起きないように，安心で安全な場であるための約束事を確認する作業を行っているのです。何よりもコミュニケーションが生まれるような事例検討会のために。

以下では，そうした藤田式精神科事例検討会において，コミュニケーションをどう促しているかについて，ファシリテーターの立ち位置・役割を中心に述べていきます。

事例検討と個人情報

本題に入る前に大切なことをおさえておきましょう。事例提供の際に注意が必要なことの1つが個人情報保護です。埼玉県精神科事例検討会では事例検討会がなんのために開催され，どのようなメンバーで運営をしているのか，そして事例提供をするにあたっての個人情報の取り扱いをどのようにしているのかという指針をつくっています。事例提供者が事例を発表する際，その人が病院勤務の場合，病院に許可をもらうハードルが高くなります。そのことを踏まえて個人情報保護に関する指針を定めています。このことによって事例を提供してくださる人を守ることができるのです。なお，指針に関しては「埼玉県精神科アウトリーチ研究会」のホームページをご覧ください。

事例検討会におけるファシリテーション

1）「場に任せる」

さて，本稿の執筆にあたり編集部からのお題は「藤田式精神科事例検討会におけるファシリテーターの役割と『場をコントロールするための方法』とはどのようなものでしょうか？」というものでした。このお題をくれた編集部には申し訳ないのですが，むしろ「場をコントロールしようとすると失敗する」のです。

事例検討会に限らず，「会」と名のつくものは，講師あるいは主催者や司会進行役が場をコントロールしようとするものです。たくさんの人たちが時間とお金を使ってその場に参加しているのですから，主催者側としては少しでも学んで帰ってほしいと思うものです。だからできる限り，場をコントロールしようとする。ですから，「場をコントロールしようとすると失敗する」というのは少し衝撃的な言葉だと思います。

はじめてこの言葉を聞いたときには私も衝

撃でした。この言葉は私がWRAPファシリテーター養成研修会に参加していたときに講師を務めていた，アドバンスレベルWRAPファシリテーターの増川ねてるさんが言った言葉でした。この言葉のとおり，藤田式精神科事例検討会では場をコントロールしません。

そもそもファシリテーションとは基本的に「会議や研修，ミーティングなどさまざまな活動の場において，良質な結果が得られるように活動のプロセスをサポートしていくこと」です。つまり，参加者が集団で問題を解決するため，認識が一致していることを確認したり，相互理解を深めたりするサポートを行うことで，なんらかの成果を生み出していく手法が，ファシリテーションです。こう考えていくと，「なんらかの成果を生み出す」ためにファシリテーターは，「場をコントロールする」ことが必然のように思えてきますし，そうした役割を担うことを我慢するのはなかなかに難しそうです。ファシリテーターが司会進行も担っている場合，できるだけスムーズに会を進行したくなるものですからね。

しかし，くり返しますが藤田式精神科事例検討会では場をコントロールしないのです。別の言い方をすれば，「場をコントロールしようとすると失敗する」ため，「場に任せる」ことを重視しているのです。コントロールせずに，任せる。そして，「任せる」ときに必須なのが，WRAPファシリテーター養成研修会で学ぶ〈価値と倫理〉という考え方です。〈価値と倫理〉の重要なエッセンスは，「参加者を尊敬する」「参加者をありのままに，個性的で特別な人だと認める」「人の経験を受けとめ肯定する」「最終的な回答ではなく，人々に選択の自由と選択枝を

示す」などです。

2）場の空気を（笑いで）温める

〈価値と倫理〉にもとづいているとはいえ，「『場をコントロール』せず『場に任せ』ていたら，まともな事例検討にならないのじゃないのか？」という疑問も浮かぶことでしょう。特に，顔見知りでもない人たちで集まった事例検討会で，「場に任せ」ていたら，意見も交換もできなくなってしまうのではないか，そうした不安が生まれるのが普通かもしれません。

「場をコントロールせず，場に任せる」というのは「場を放置する」こととは異なります。スケジュール感（時間配分）をお伝えし，事例検討会のおおまかな流れをお伝えします。そして，開始に先立って参加者全員に自己紹介を行ってもらいます。すでに述べたように，藤田式精神科事例検討会は，顔の見える関係になって「仲よくなる」ことをめざす場所という位置づけですので，その人がどこの所属なのかを互いに知ってもらう時間はとても大切です。それに，声を出すということも実は重要です。黙って声を出さずに聞いているだけでは緊張がほぐれないものですし，場も温まりません。自己紹介には「声を出す機会を参加者がもつ」という意味合いも含まれています。

ここで小ネタを紹介します。もし参加者のなかにもともと知り合いで，緊張感をほぐすための笑いを喚起できる人材がいれば，その人と会の開始前に打ち合わせをしておいて，笑いをとるような自己紹介をお願いすることも有効です。たとえば事例検討会にたびたび参加している私の知り合いに，見た目が元野球選手の"イチロー"にとても似ている方がおられます。そ

の人もそのことを自覚しておられ，自己紹介のネタとしても使っています。ちょっとした笑いを誘うチャンスです。司会者（ファシリテーター）は，「今日はなんとシアトルからイチローさんが来てくれています！　それではイチローさん自己紹介をどうぞ！」と言ってその人が自己紹介をするときにマイクを渡します。するとその人も「今日は埼玉県シアトル州から参りました○○病院のニセローでございます」と言って参加者の笑いを誘います。

　このような小ネタを挟むことで場の空気がとても和みます。そして，いろいろな場面でこうした「仕込み」をしておくと場の空気はとても温まりやすくなり，発言する方の安心にもつながり，発言しやすい雰囲気をつくることができます。笑いを誘うことに慣れて無理する必要はありません。私は大阪生まれの大阪育ちですからまったく抵抗はありませんし，むしろ笑いをとることは自然なことなのです。「プッ」と思わず笑ってしまうようなことがあると，それだけでかなりの緊張が解けます。

　読者のみなさんも，患者さんや利用者さんとの会話や関係性のなかでも，相手に和んでもらえるように，仲よくなれるようにさまざまな工夫をされていると思います。ある訪問看護師さんが「自分の訪問看護のこだわりは訪問場面でひと笑いをいただくことだ」とおっしゃっていたことがあります。私も同感です。人は笑うとかなり緊張が緩みます。また，楽しいと感じることは人間関係の距離を縮めてくれます。このことを事例検討の場にも適応しない手はありません。

　人は緊張した状態が長く続けば，ストレスの度合いも高くなり疲れてしまいます。そうすると「ここに参加してよかった。また来たいな」と思ってもらえなくなります。大切なのは「目の前の人によろこんでもらう。また来たいなと思ってもらう」ということです。ファシリテーターはこのように場の空気を温める，参加者さんの緊張をとき，参加しやすい空気をつくるということが大切な役割です。

いざ事例検討会の開始

1）前回の事例検討会の振り返り

　さて自己紹介が終わり，場が温まったら，次はメインの事例検討会が始まります。何度か開催を重ねている事例検討会の場合は，前回発表していただいた事例提供者に，事例のその後の展開を5分程度で話してもらいます。内容は，前回の事例検討会で交わされた意見を踏まえて，あらためてケースにかかわったことによる結果などをお話しいただきます。ここで重要なことは，必ずしもケースの良好な変化に焦点をあてて伝えてもらわなくてもよいということです。対人関係は相互関係ですから，事例検討会を経て，事例提供者自身の考えや視点が変わることで，おのずとかかわり方そのものに変化が生じます。ですから振り返りでは，事例提供者自身の変化に焦点をあてて振り返りをしていただくことが重要です。

　事例の振り返りの際，司会進行役（ファシリテーター）はまとめの意見を伝えるようにしています。ポイントはその意見を長々述べないことです。それが終われば事例提供に移ります。

2）事例検討会は進むなかで

　事例提供のための事例提供用紙は，藤田式精

神科事例検討会の場合，A4用紙1枚です。事例提供者に長々と事例を羅列するようにお願いはしていません。事例を長々と書くのは事例提供者にとって負担です。その内容はケースにかかわってからの経過を簡単にまとめるだけでOKです（とにかく事例提供のハードルを少しでも下げることが大事です）。そして困難と感じている事柄，どうしてこの事例を発表しようと思ったのかについて書いてもらいます。

ちなみに事例提供者から提出していただいた事例提供用紙の内容について，私は一度も修正をお願いしたことはありません。その人が一生懸命書いてくれた事例をそのまま採用するというのが，藤田式精神科事例検討会における基本姿勢です。

さて，事例検討会の開始です。事例検討会の前半部分は質問をいただいて，事例の内容を深めていく時間をとります。ここで大事なのは「質問を受けつけて事例を深める」というところです。前半は事例を深めていくために時間を使います。ここでのポイントは「質問のみ」とするということです。

質問のみで事例を深めていくという方法は，実はとても理にかなっています。アクションラーニングという考え方があります。アクションラーニングとは，グループで現実の問題に対処し，その解決策を立案・実施していく過程で生じる，実際の行動とそのリフレクション（振り返り）を通じて，個人，そしてグループ・組織の学習する力を養成するチーム学習法のことをいいます。アクションラーニングをくわしく語ると時間がかかりすぎるので省きますが，日本アクションラーニング協会代表理事の清宮普美代さんが『チーム脳の作り方―成果を上げつつ

けるリーダーの仕事術』や『質問会議―なぜ質問だけの会議で生産性が上がるのか？』などという書籍を出しておられるので，興味があればお読みいただければと思います。

藤田式精神科事例検討会ではこのことを応用し，質問のみで事例を深めていくという方法をとっています。14：00のスタートで，自己紹介，前回の事例のその後の発表，今回の事例の説明と質問の受けつけでおおよそ15：10くらいを目途にしています。

3）参加者から意見が出てこない……どうする！？

とはいえ，「質問をいただいて事例を深めていきます」と説明しても，質問が出ないということもあります。何度も回数を重ねている事例検討会であれば質問もスムーズに出るでしょうが，はじめての開催だと参加者さんも要領がわかっておらず，誰かが質問するのを様子見している場合が多いと思います。

ここで準備しておいたほうがいいのが最初に質問してくれる人です。「自己紹介」の際の小ネタではないですが，最初に質問してくれる人をあらかじめ内々に指名しておくとその後の場の展開がスムーズになります。質問の内容も，参加者が続けて質問する際のハードルが下がるような内容，たとえば「その人をイメージできるような姿形（身長や体重や）やどんなイメージの人なのか教えてください」などがいいでしょう。「そのような基本的な質問でもいいんだ」と思ってもらえると，後から質問がたくさん出るようになります。最初に質問してくれる人をあらかじめお願いしておくことができない場合は，司会進行役（ファシリテーター）が質問を

いくつか用意しておくといいと思います。

このような工夫をしながら，まずは「質問のみ」で事例を深めていくのです。質問がなされれば，当然そのことに対する答えがあるわけです。事例提供者がその質問に答えるだけの情報をもっていなければ，「そういう視点では見ていなかった」や「それは聞いていなかったな」と思いあたることができます。これが学びを深めていくことになるのです。質問ではなく批判や指摘ではこうはいきません。勉強意欲を低下させるだけです。読者のみなさんにも心あたりがあると思いますが，批判や指摘はやる気を削ぎます。質問は違います。質問に答えるために自分で考えるのです。つまり，足りなかったところを自分で気づくことができる。自分で気づくことで，自分自身のなかにストンと受け入れられるのです。

4) 事例検討が深まってきたら

さて，質問によって事例が深まってきました。時間が来たら，いったん質問の受けつけを終了させます。ここで10分間の休憩。次はグループワークになるのですが，この休憩時間を使って，私は事例提供者のそばに赴き，雑談を交えて話をするようにしています。事例を提供してくれたことに対する感謝の気持ちはもちろんですし，事例提供をしてくれたことへのねぎらいも大事です。事例提供者のなかには，この休憩時間の間に質問を受けて気づいたこと，感じたことなどを話したく思っている人も少なくありません。こうした思いを聞くことも大切であり，万が一事例を提供したことを嫌な体験として受けとってしまったのであれば，その思いを解消できるような配慮も大切です。

休憩の前に「休憩が終わったら，グループでこの事例に対して意見の交換をしてもらいます。自分たちのグループがもし1つのチームだったら，あるいは1つの訪問看護ステーションだったとしたら，こんな方法があるかもしれない，こんな考え方もあるかも？　自分たちだったらこうするかな？　ということを話し合っていただく時間をもちます」とアナウンスしておきます。

このように藤田式精神科事例検討会の後半では基本的にはグループに分かれてもらいます。グループ分けの方法に基本的には制約はありませんが，私の場合，1つのグループはだいたい5～7人くらいになるようにしています。全体で事例検討を行う方法もあるのですが，参加人数にもよりますが，2時間の時間では難しくなります。意見交換は小グループで行ったほうが意見が出やすい場合が多いようです。ちなみにこの10分の休憩時間に名刺交換会が行われているところをよく見ます。私にとって事例検討会は「顔の見える関係になり，仲よくなるための会」ですから，これはとても大切なことです。

休憩後はグループで行うディスカッションの時間です。ディスカッションの時間はだいたい25分くらいを目安にしています。そしてその場で出された意見を事例提供者へお返しするために，各グループで発表をしていただきます。グループで進行をする人，発表をする人を決めてもらいます（ここはグループで自由に決めてもらっています）。

参加者全体に向けて発表するというのもハードルが高いものですので，「最初の発表をするグループ」を，事前に内々に決めておくとよいでしょう。

★

今回は実際の藤田式精神科事例検討会の運営の方法について紹介しました。今回のキーワードは（も），「参加者の安心・安全を守る」ということだったと思います。そしてそのために，「場をコントロールせず，場に任せる」方法について述べました。全国各地でたくさんの事例検討会を開催していて，「場にまかせる」ということを経験して参加してくださっている人たちからは「楽しかった」「勉強になった」「ここの雰囲気はすごく安心できるから参加が苦痛にならない」ということを聞きます。

何度も言ってくどいのですが，「ここはいいな。また参加したいな」と思ってもらえるような運営をするということが肝です。どれほど自分の思いどおりの進行ができたとしても，「参加したいと思わない」と思われてしまい，次回から人が集まらないようでは，本末転倒です。いったいなんのためにこの会をやろうと思ったのか，そしてこの会を行ってどうしたいのか。そのネジ（軸）をしっかり締めておくことが大切です。それさえあれば，そこにたどり着くための「工夫」が生まれるのです。そこに「自分」を出す必要はないのです。

このことは事例検討会の運営だけではなく，会社運営であっても，研修会の場面でも，訪問看護の場面でも，職場の上司部下の関係でも同じなのです。いったいなんのためにそれをやろうと思うのか。それをやってどこにたどり着きたいと思っているのか。ということを自分に問いかけてみるといいと思います。

> 今回はここまで，次回の第3回目は「やりっぱなしにならないために一次につながる事例検討会の工夫」についてお伝えします。

日本精神保健看護学会
第33回学術集会・総会へのお誘い3

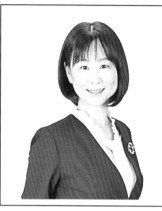

本稿ではこれまで2回にわたって，2023年5月13日（土）～14日（日）開催される日本精神保健看護学会第33回学術集会・総会のプログラムの内容を紹介してきました。いったんの終了となる今回の3回目は，あらためて大会のテーマである「精神保健看護がめざす多様性と包摂の実現に向けて」が意味するもの，また，現段階でのプログラムの最新情報について，大会長の船越明子先生（神戸市看護大学）にお聞きました。

本学術集会・総会では「精神保健看護がめざす多様性と包摂の実現に向けて」というテーマを掲げています。あらためてこのテーマに込めた意味について触れたいと思います。

新型コロナウイルス感染症の世界的な流行により社会が変容し，人と人との間，あるいは人と社会との分断が生じました。そのことにより，社会のなかでは孤独や生きづらさを感じている人々が増えたことは間違いありません。しかしこれらのことは決して，新型コロナウイルス感染症の流行がもたらした「新しい問題」ではありません。精神保健看護の歴史を振り返れば，精神障がい者は長きにわたって，精神疾患への差別・偏見などにより，社会から孤立せざるを得ない状況におかれてきました。つまり，コロナ禍においては，社会や人とのつながりのあり方について，精神障がい者のみならず，社会に生きるすべての人が現実的な課題として向き合わざる得なくなったのだといえるでしょう。

そして私たち精神保健看護の従事者は，コロナ禍以前から，孤立することによって社会のなかで自分らしく生きることのできない人たちへの支援を提供してきました。こうした意味において，私たちがこれまで培ってきた知恵やノウハウはとても意義があります。人が社会のなかで孤立しないための支援，あるいはすでに孤立してしまった人たちが社会のなかに居場所を見出すための支援の方法・考え方を積極的に社会に示していくべきではないでしょうか。

さらにいえば，虐待・ヤングケアラー・DVなど「社会からの孤立」に関連が深いと考えられる，いわゆる社会問題に関して，自分たちの仕事の範疇とは別にあるものだとはとらえず，関心を寄せ，自分たちが専門職としての提供できることを考え，そしてその内容を可視化していくことが，今後は精神保健看護の役割として重要になってくるのではないかと考えます。こうしたことは私が務める会長講演「精神保健看護がめざす多様性と包摂性〜生きづらさを抱える人たちに何が

INTERVIEW

船越明子 神戸市看護大学看護学部精神看護学分野
ふなこしあきこ　　教授

できるか～」でお伝えする予定の内容でもあります。

　さて，過去に2回の学会案内で紹介できなかった4つのランチョンセミナー，〈知っておきたい統合失調症治療のための「貼り薬」の使い方～ロナセンテープ適正使用で広がる治療可能性～：住友ファーマ株式会社共催〉〈SDM（共同意思決定）とピアサポートは，とても相性が良い：株式会社中島映像教材出版共催〉〈精神保健看護におけるテレナーシングの可能性：シスメ

ックス株式会社共催〉〈国語力低下の原因と処方箋：株式会社ナガセ共催〉も随時決定しています。

　精神障がい者の社会参加の第一線を担ってきた精神保健看護が，これまでの枠にとらわれずその対象と方法を大きく広げることが求められていると感じます。ぜひ多くのみなさまのご参加をいただき，議論と交流ができれば幸いです〈終〉。

INFORMATION

日本精神保健看護学会第33回学術集会・総会

【テーマ】精神保健看護がめざす多様性と包摂性の実現に向けて
【日程】2023年5月13日（土）・14日（日）　＊オンデマンド配信：2023年5月25日（木）～6月30日（金）
【会場】神戸国際会議場（兵庫県神戸市）
【会長】船越明子（神戸市看護大学看護学部）
【参加登録】
　前期参加登録：2022年10月3日（月）～2023年4月9日（日）／後期参加登録：2023年4月10日（月）～2023年6月19日（月）
　＊前期参加登録の特典として，プログラム集を現地開催日前にお手元に届くように郵送いたします。電子データ（PDF）の抄録集に加えて，ご希望の方は冊子体の抄録集をご購入いただくことができ，現地開催日前に郵送でお受け取りいただけます。ご希望のワークショップに優先的に申し込むことができます。
【参加費】
　会員：8,000円，非会員：10,000円，学生：3,000円，当事者・家族：1,000円，抄録集（冊子体の事前送付）2,000円。前期・後期参加登録の参加費は同額です。本参加登録はクレジットカード決済のみとなります。
【プログラム】
　会長講演：5月13日（土）　精神保健看護が目指す多様性と包摂性 ～生きづらさを抱える人たちに何ができるか～
　特別講演：5月14日（日）　精神看護におけるトラウマインフォームドケアの視点
　教育講演：5月13日（土）　ケアをするためのエネルギーチャージ ーセルフ・コンパッションー
　招待講演：5月14日（日）　老いへの適応とウェルビーイングの実現
　市民公開講座：5月13日（土）　スマホ時代の子どもたちのために ～スマホ依存に焦点を当てて～
　シンポジウム1：5月13日（土）　精神科病棟の看護を考えるー患者虐待防止に向けてー
　シンポジウム2：5月14日（日）　社会的包摂の実現に向けて精神保健看護ができること ー孤独・孤立への支援ー
　ランチョンセミナー：5月13日（土）　知っておきたい統合失調症治療のための「貼り薬」の使い方～ロナセンテープ適正使用で広がる治療可能性～
　ランチョンセミナー：5月13日（土）　SDM（共同意思決定）とピアサポートは，とても相性が良い
　ランチョンセミナー：5月14日（日）　精神保健看護におけるテレナーシングの可能性
　ランチョンセミナー：5月14日（日）　国語力低下の原因と処方箋
　運営事務局（お問い合わせ先）：株式会社インターグループ内
　〒531-0072 大阪市北区豊崎3-20-1 インターグループビル
　Tel：06-6372-3052／Fax：06-6376-2362／E-mail：japmhn33@intergroup.co.jp

私が実践している トラウマインフォームドケア②

TICを意識したパニック症状をもつ利用者さんへの看護

宮川香子
みやがわ こうこ
訪問看護ステーションいしずえ（大阪府泉佐野市）理事

今回は，パニック症状をもつ利用者さんに，トラウマインフォームドケア（以下，TIC）の観点から訪問看護を通じてかかわることで，どのような変化が生じたのかをご紹介いたします。

▣ 事例1　1人でエレベーターに乗れないAさん

Aさんは50代の女性。エレベーターに乗るとパニック症状が出るため，1人では乗ることができません。その理由は「もし1人で乗っているときにとまって閉じ込められたらどうしよう」という予期不安があったためです。目的のクリニックがあるビルは，エレベーターのほかは非常階段しかありません。そのため，一緒にエレベーターに乗ってくれる人がいない場合，クリニックの事務員らが階下まで降りて迎えにいったり，エレベーターに乗るためだけに毎回家族に付き添ってもらったりして，受診後には非常階段を降りて帰ってくることでパニックを回避していました。ただ家族に予定があり，毎回ついてきてもらうこともできなくなっていきました。A氏はそのことに申し訳なさ，情けない気持ちを抱えており，まわりに迷惑をかけないように受診先の変更を考えていました。

1人でエレベーターに乗ることができれば転院する必要もないし，ほかの生活も活動もしやすくなるのではないか。そのために，ご本人と一緒に知恵を絞っていくという方針のもと訪問看護がスタートしました。Aさんは「エレベーターでパニックにならないように対策を一緒に考えてもらいたい。そして，いつかきっと自信につなげたい」「自分自身が変わることが手っ取り早いのではないか」と笑顔を見せながら語っていました。

ある受診日，Aさんは一緒にエレベーターに乗ってもらえる人を待っていましたが，誰も来ないため，受診時間に遅れそうなこともあり，思い切って1人で乗ってみたのだと教えてくれました。思い切って乗ることができた理由は，訪問時に一緒に何度も考えた次の①〜④を何度もシミュレーションしたからでした。〈①最近のエレベーターはしっかり点検をされているため，安心である〉〈②このビルはまだ新しいためエレベーターも新しく，安心である〉〈③何かあればエレベーターの非常用ボタンを押せば外部と連絡がとれるため，安心である〉〈④筆者の電話画面を出し，あと1回押せば電話がつながる状態にして握りしめ，何かあればすぐ連絡をすれば，安心である〉ということでした。

「『大丈夫，安心だ』って宮川さんが言ってたから，大丈夫だと思っていたら，一瞬で上の階に着いた。今回のことで自信につながり，何かあれば『いしずえ』に電話をすればいいと思うだけでとても気が楽になった」とAさんは話してくれました。それ以降，Aさんは1人でエレベーターに乗ることができるようになり，みずから困難を克服することができました。

TICの観点から事例1を振り返る

「エレベーターに1人で乗っているときにとまって閉じ込められたらどうしよう」という予期不安に寄り添い，配慮し，どうすれば自分自身で納得できるか，一緒に頭の整理を行っていったことで，筆者とAさんの間に信頼関係が生まれました。無理やり行動に移させたり，不信感を与えるような態度をとらないような配慮を行ったことがA氏に伝わり，できることを増え，自信につながっていきました。

特に気をつけたのは，過去にどのようなトラウマ体験があったかを根ほり葉ほり情報収集することはせず，あくまで苦手な部分に配慮することで，困難をみずから克服する力をもってもらうことでした。人にはそれぞれいろいろな回避や克服方法がありますが，「自分だったら対処できるから大丈夫」とプラス思考をもってもらうことができれば，どれほどパニックが起こりそうになっても自分でコントロールすることができるようになると考えます。

事例2　大雨と雷でパニックになるBさん

Bさんは40代の女性。Bさんは大雨や雷でパニックなることがしばしばありました。大雨や雷でパニックになる理由として，大雨が降ると気持ちが憂うつになること，大雨のときには雷が大きな音で鳴るだろうし，近くに雷が落ちることもあるかもしれないという予期不安からパニックになっていました。

訪問看護では，パニックになりそうなときは「遠くのろうそくの火を消すイメージで息を吐き出すことを数回くり返す」という方法を提案しました。またその間に，雷の音とBさんが息を吐き出すのと，どちらが長くもつか，その対決を楽しんではどうかと伝えました。また，大雨で気持ちが沈みがちのときに行っている筆者の方法として，「『雨が降ることで植物たちがよろこんでいる，しっかり水分補給するんやで〜。きれいな花を咲かすんやで〜』と思うとやさしい気持ちになれる」という実践をBさんに伝えると，「なるほど，いいですね。それ，私もやってみます！」と前向きに受け入れてくれました。

実際，雷を伴う大雨の日があった後でお話をうかがうと，「光ったときにはドキッとしたけど，『息止め対決したらいいと宮川さんが話していたな』と思い出したら，笑えてきました。それに『こんな雷が鳴っているんだから空いているだろう』と動物病院の予約に夢中になっていたら雷が鳴りやんでいました。気にもならなかった。今後，雷を怖いと思わず，『こんな天気の日は動物病院が空いてるからラッキー』と

思うようにします」とBさんは語ってくれました。

◎ TICの観点から事例2を振り返る

Bさんは大雨，雷，音，光に関連して過去になんらかのつらい経験をされていますが，それらの体験を掘り起こさないという配慮が重要です。むしろ筆者は「パニックにつながらないようにするためにはどうしたらよいのか」をBさんと一緒に考えました。「遠くのろうそくの火を消すイメージの練習」を訪問時に行ったことで，Bさんはみずからパニックに対処する力をつけることができたと考えます。

「しんどい話」ばかりでは楽しい気持ちになることは難しいものです。訪問看護師が訪問に来ているときぐらいは，Bさんにとってしんどいことを忘れる時間とすること。そうした時間を提供することも「トラウマへの配慮」であり，大切なケアの1つであると考えています。実際，大雨・雷・音・光に対するパニックが楽しい話に上書きされたことによって，トラウマに対するBさんにとってのよい回避方法が身についたと考えます。

◎ 事例3　歯科治療中にパニックになるCさん

Cさんは50代の女性。歯科治療の際にパニック症状が出ます。歯科治療でそうした反応が起きる理由として，治療中に唾液が溜まり，「このまま息ができなくなったらどうしよう」という予期不安があるためでした。

1回の治療中に数回の休憩を入れてもらわなければパニックになるため，少し治療をしては10分休憩するということをくり返していました。そこで訪問看護において，どうすれば休憩をとらずに治療をしてもらうことができるかを一緒に考えていきました。ここで筆者は自分の体験として「自分の通っている歯科医院にとてもかわいい少女の絵が飾られているのですが，描かれた少女の鼻の穴がやたらと大きく『実際にモデルになった少女もこんなに鼻の穴が大きいのだろうか……』と治療中も気になって仕方がなかった。次回，Cさんが歯医者に行ったときには，壁の絵や置物を探してじっくり集中して観察してみてたら，途中で休憩をはさむ回数が減るかもしれませんよ」と伝えました。

その後の歯科医院での検診で，Cさんにはパニックは起きなかったと教えてくれました。「『今回はただの検診だから大丈夫だ』って思ってたから，いけました，うれしかった〜」ということでした。筆者は「ご自身で『大丈夫』と落とし込むこと（自分自身が納得すること）ができていたからこそ，パニックを生み出さずにうまく乗り切ることができたのだ」と伝えると，Cさんは「なるほど，そういうことですね。『大丈夫だ』って自分が思っていると『大丈夫』ってことですね」と納得しておられました。

さらに次の歯科治療。「今回もパニックになりませんでした。宮川さんが教えてくれたように，絵とかいろいろ探していたけど……。治療中に宮川さんが話していた『鼻の穴がやたら大きい少女の話』を思い出して笑うのを必死でこらえていたら，1回も休憩を入れずに治療が終わったんですよ，すごいでしょ！」とCさんは

教えてくれました。筆者はCさんとそのことに拍手をして一緒によろこびました。

◎ TICの観点から事例3を振り返る

　Cさんは歯科治療の痛みや，機械音などでパニックになることがなかったのですが，「唾液が溜まって息ができなくなったらどうしよう」という予期不安があることで，治療中は数回の休憩を余儀なくされていました。筆者は数回休憩をとることをCさんが「想定内」のことであると納得してもらえるようにするため，行動を否定せず，つらさにも寄り添いながら，一緒に対策を考えました。唾液を出ないようにすることは難しく，治療中に唾液を上手に吸ってくれるという安心感があればいいのですが，いつもそうはいかないため，意識を別のことに向けることで回避できるのではないかと考えました。

　事例1と2と同様，ここでもトラウマを掘り下げるようなことはせず，みずから納得して意識を別のことに向ける習慣を身につけることが肝要です。パニックになりそうだと感じたとき，あるいはパニックになったときなど，自分自身で落ちつかせるスキルを得ることができれば，どんなパニックでも自分でコントロールすることができるようになると考えます。実際，Cさんは「ひさびさにパニックになりそうになったけど，無理やり別のことを考えたら大丈夫でした」と話し，乗り越えるスキルを習得されました。

　筆者もエッセイを寄せている文献[1]においても述べましたが，やはり「TICを意識したコミュニケーションは，利用者さんにとって有効な人薬です」なのです。

◎ おわりに

　利用者さん自身が，トラウマに対する対処方法がわからないまま，トラウマを掘り起こすことで，しんどい思いが浮き彫りになってしまい，余計にしんどく，つらくなってしまいます。そして，しんどい思い抱えたまま次回の訪問まで苦しまなければいけません。訪問看護師がいるときしか，トラウマに向き合えない状況をつくるのではなく，まずは，パニックにならないように利用者さん自身が対処できるスキルを身につけることが必要だと考えています。

　本稿で紹介した3例は，利用者さん自身がみずから対処できるスキルを身につけたことで，日常で予期不安が徐々に減少していき，パニックになる原因を自分でつくり出さない考え方を身につけることができるようになりました。

　ある利用者さんは，対処方法が身につけた後で，徐々に自身のトラウマを語ってくれました。そして，その利用者さんは筆者に「もう過去の話だからね。いまからどう楽しく生きるかですよね，生きる意味がわかりましたよ。生きる意味は人生を楽しむこと！」と語ってくれました。

〈引用・参考文献〉
1）田邉友也：精神疾患からの回復を導く方法・思考のいしずえ 薬・家族支援，そしてトラウマインフォームドケア．精神看護出版，2022．

次回の報告
　トラウマインフォームドケアを磨いていくために組織で取り組んでいることをご紹介いたします。

訪問看護師さんへの手紙

鈍感力，保護室，オンリーワン

常本哲郎
つねもと　てつろう

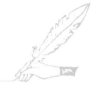

拝啓

　読者のみなさま，こんにちは。今年も春がやってまいりました。何かが始まり，そして何かが終わる季節です。ちょっとだけセンチメンタルになります。

　さて，わが家には週6回訪問看護師さんが入ってくれており，この連載記事を書くにあたっても，多大なるヒントをくださっています。「人と人」とは，何度も書いてきたフレーズですが，だからこそ「合う」「合わない」といった相性の問題も，どうしようもなく存在するわけです。特にわれわれのように心に病をもっているものにとっては，その問題はきわめて顕著で絶対的です。

　では，サービスを提供する訪問看護師さん側に立てば，いったいどのような場を展開できれば，われわれ利用者はついてきてくれるのか。そこが，いちばん知りたいところでしょう。もう数年，訪問看護師さんと交流させていただいている私の独断と偏見で申しますなら，訪問看護師さんとしてどうしても必要な資質は，「鈍感力」だと思います。それも，知識や経験に裏打ちされた圧倒的な「敏感力」を心の内に秘めたうえでの，です。

　訪問看護師さんの動きを例にとりましょう。

　私は以前，「沈黙の中身は，すべて言葉です」と，書きました。それ自体は間違っていない。しかしながら，当事者が何か言葉を欲している空気を感じながら沈黙を守るのは，なんらかの不自然さが残るでしょう。当事者は思った以上に敏感なものです。そんなときは，心のなかの「敏感力」を動員して，なにかささいなことでかまわないので，話題を振ってあげるといいでしょう。その一連の心情の動きは，決して悟られてはなりません。それが，「鈍感力」の真髄発揮の場面なのですから。

　当事者は思った以上に敏感かつ，ある意味では鈍感で，さらには感性豊かな方が多数いらっしゃいます。そのお宅を訪問して，当事者と1対1で話をする。たいへんなご職業です。さらには，訪問看護師さん側もたった1人です。どんなにか，ほかの訪問看護師さんたちは，どんなふうに場を展開しているのか，知りたいことでしょう。

　……けれども，安心してください。我が家にも，累計するといままで数十名もの訪問看護師さんがいらしていますが，拒否したくなるような方はほとんどいらっしゃいませんでした。というより，どこかの詩歌のフレーズを借りるならば，みんなちがって，みんないい。み

なさん，個性がキラキラと輝いていらっしゃいます。これだけ人間性で勝負できるご職業も，めずらしいでしょう。逆に言えば，人間性で勝負できない方は駆逐されていく世界でもあります。

　……ところで，とある訪問看護師さんの，「擬似保護室拘束体験」について紙面を割かせてください。その訪問看護師さんは，専門学校時代，精神科病院への擬似入院体験という実習の時間があったそうです。そこで，まず急性の状態で搬送されてきた患者さんが最初に入れられる部屋，いわゆる「保護室」に入るという時間があった。あえて言いますが，精神科の「保護室」とは名ばかりで，あるのは硬いベッドと剥き出しの白い便器だけ，そして監視カメラで24時間見張られている。そして，落ち着くまでは，その硬いベッドに両手両足を縛られ，拘束される。オムツを強要される方もいる。なかには，信じられない方もいらっしゃるかもしれませんが，現代の日本において，こんな仕打ちがいまだに合法とされているのです。

　先述の見習い訪問看護師さんは，実習において保護室拘束体験3時間コースを体験しましたが，硬いベッドに拘束され，何の身動きもとれず，窓もなく薄暗い，とてもではないがこの世のものとは思えない環境のなかで，30分でギブアップしたそうです。

　太陽の光は，やさしい風は，美しい季節は，あたりまえではなかった。

　そんなこの世の地獄のような「保護室」は，いまも日本中の各地でひしめいているのです。

訪問看護師さん，特に精神科チームの彼ら彼女らはそのような地獄を垣間見てきています。当事者に対して，やさしくないわけがありません。

　健常者であれ当事者であれ，つらく苦しい体験をしてきた人ほど人にやさしくなれるといいます。逆に言うなら，そんな経験をしてきていない人はこの業界には入って来られない，とも言えます。ゆえに，いま現在訪問看護師さんである，あなた。あなたは，あなたであるだけで存在理由が，その価値が，あるのです。当事者の希望の星のかけらです。あなたの場は，あなた自身が創り出せばいい。

　先述の「合う」「合わない」は，無論あるでしょう。けれども，考えてみてください。一般的な会社，企業であろうと，合う同僚や合わない上司など，いないほうが不思議だと思いませんか。訪問看護師さんであるあなたは，さらなる高みでその能力を求められているのです。そして，教科書や教則本はあれど，訪問看護のマニュアルというものは，既存のものでは役に立ちません。それは日々，当事者のお宅を訪問し，彼ら彼女らと接することではじめてご自身の脳の皺に刻み込まれていく知識であり，技術なのですから。「輝き」は，すでにある。そして，経験という時の流れの果てに，「輝き」は大きくなり，あなただけの魅力となる。そんな訪問看護師さんに，ぜひ，なられてください。

　大丈夫，あなたはオンリーワンです。

　　　　　　　　　　　　　　　　　　　　敬具

精神科看護コミュニケーション

連載 18 **トラウマ体験がある患者とのコミュニケーション**

心の相談室荻窪 室長（東京都杉並区）
川野雅資 かわの まさし

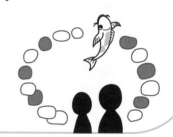

はじめに

トラウマ体験者は，トラウマの出来事をどのように体験するかによって，さまざまな影響が言動や生活に表れる。DSM-5では，その影響を4つの症状として，①侵入症状，②回避症状，③認知と気分の陰性の変化，④覚醒度と反応性の著しい変化，としている。筆者はそれに⑤社会面を追加する。今回は，侵入症状の1つである，「トラウマ的出来事の反復的，不随意的，および侵入的で苦痛な記憶」を体験している患者とのコミュニケーションを考える。

コミュニケーションの実際

Aさんは，父親に理不尽に暴力を振るわれて育った。いまは，母親とともに別居生活している。父親の声や暴力行為が突然頭に浮かんでくる。授業中も何をしていても突然湧き起こる。苦しくて，「治してほしい」と希望する。精神科看護師は，希望するのであれば，適切な医療機関・トラウマ治療専門医を探すことはできる，と伝えた。未成年であることから母親の希望を聞くと，「専門的な治療が受けられるのであれば受けたい」と希望した。精神科看護師が，医療機関のホームページで探せることを伝えると，母親は，「ホームページに書いてあること

を読んでもわからない」と言うので，精神科看護師はAさんが通える範囲の医療機関・トラウマ治療専門医を紹介した。母親は，「いちばん推薦できるところは，どこですか」と尋ねたので，わかる範囲で情報を提供した。母親は送り迎えのことと本人の希望と，精神科看護師の情報をあわせて選択した。

B君は，中学生時代にいじめにあった。そして，いじめの加害者に会うことを恐れて中学校に行けなくなり，高校受験をせずに自宅にこもっていた。加害者に会うことはないのだが，加害者の名前やいじめの体験が自然に想起される。そうすると大きな声が出る，頭をかきむしる。考えが湧いてこないときは穏やかに生活ができ，加害者の話を冷静にする。精神科看護師は，これまで何回かB君と話をしてその判断結果を本人と両親に伝えた。B君と両親は，精神科医の治療やトラウマ治療を希望せずに，精神科看護師と会話することを望んでいる。

看護師：いま，生活していてつらいことはありますか。

B君：毎日のようにいじめられたことが頭に浮かんでくるんです。

看護師：その話をしても大丈夫ですか。

B君：はい。大丈夫です。

看護師：どういうときに頭に浮かんでくると

か，特定のことや時間はありますか。

B君：比較的夕方が多いです。特に，寝るときに。

看護師：ああ，そうですか。そうすると眠りにつけなくなることがありますか。

B君：はい。あります。思い出して。2時間くらい頭の中に浮かんでいることがあります。

看護師：そうですか。眠れないのはつらいですね。考えが自然に湧いてくるのですね。

B君：そうなんです。

看護師：湧いてくるのを湧かないようにするのは難しいですが，湧いたときに対処する方法があります。試してみますか。

B君：はい。教えてください。

看護師：1つは，その出来事は過去のことで，いまはそういうことは起こっていない。と考えてみることです。

B君：あ。たしかにそうですね。

看護師：そして，もう1つは，意識を自分の心に集中して，呼吸法を行うことです。4秒で鼻から息を吸って，5秒とめて，8秒で口から息を吐き出します。息を吐き出すときに，不快な考えも一緒に吐き出します。そして，よかったことを想い起こして息を吸います。

B君：難しそうですけど，やってみます。

看護師：次のときに，どうだったか，教えてください。

B君：はい。わかりました。なんか，おもしろそう。

看護師：よかったです。ところで，日中はあまり頭に浮かんでこないのは，どんな過ごし方をしているのですか。

B君：好きな音楽を聴いています。そして，声に出して歌っています。

看護師：そうですか。それがいいのだと思います。ぜひ，続けてください。

B君：あ。いいんですか。それでは続けます。

おわりに

　トラウマ体験者への精神科看護師のコミュニケーションは，トラウマ体験そのものの治療ではない。Aさんと母親のように，トラウマ体験者がトラウマ治療を望むときは，適切な治療者を紹介するのが精神科看護師の役割である。その際に，来談者の力を信じて，いくつかの情報を提供し，みずから選ぶことができるように，必要な支援（情報提供）を行う。

　B君と両親はトラウマ治療を希望せずに精神科看護師と対話することを選んだ。精神科看護師は，トラウマ体験者の症状が日常生活に困難をきたしていることがあれば，その手伝いをする。B君は，過去のいじめの出来事の影響として，夕方，寝る時間に「トラウマ的出来事の反復的，不随意的，および侵入的で苦痛な記憶」を体験し，入眠困難な状態であったことを理解して，「いま」に意識を集中するために，認知の焦点を過去の体験から「いま」に移すことと，ジーン・ワトソン博士のヒューマンケアリングの技法を提案した。そして，何よりもB君の力のある部分を支持した。問題点を解決することと同時にもっている力のあるところを支持して，よい時間を多くすることが助けになる。すぐに効果が出ることはないので，この考え方でさまざまな方策をB君と両親と一緒に考える，というプロセスに価値をおくことが精神科看護師にできることである。

学の視点から精神保健(メンタルヘルス)で地域をひらく

安保寛明 あんぽ ひろあき
山形県立保健医療大学看護学科(山形県山形市) 教授

38

▼38th Step 精神保健面の地域アセスメント (9)

この連載では,精神保健の面で豊かな地域ができることをめざした取り組みを扱っています。精神保健の考え方で人と地域をアセスメントするときには,個別の人や能力をアセスメントすることは優先ではなく,その人が安心できる関係や居場所があるかという視点で考えていきます。

資源の質と連携

これまで,精神保健の面で豊かな地域になるためにはいくつかの視点が必要ということを紹介しています。これまでは個別の事例を断片的に紹介していますが,少し整理すると表1のような視点が必要です。

地域精神保健の推進で重要なことは,当事者や家族の努力あるいは能力に着目してその改善をめざすというのではなく,当事者や家族がつながっている人や資源に着目してその充実をめざすことです。

ネットワークに着目する

この連載でも「ハンモック」という表現をしましたが,地域精神保健のカギは,1人や1つの機関だけが関与することを行わないネットワークづくりです。

いわゆる「支援」を行わないけれども,その人のQOLの向上に寄与している人もたくさんいます。ゴミ出しを行うときにちらっと会うだけの人もいるかもしれません。よくいく喫茶店のマスターが顔なじみでにこやかに声をかけてくれるかもしれません。インターネットを通じた人のつながりが強い人もいるでしょう。たとえば,NPO法人コンボ (地域精神保健福祉機構) が主催するイベントに参加してつながりを感じている当事者の方もいるのではないかと思います。

こういった人間関係は個別性が高く,「地域の資源」として明瞭化できるかどうかは,1事例ではわかりにくいものです。しかし,地域アセスメントを進める際に重要なことの1つは,事例検討やグループインタビューなどを通じて,地域で暮らしている当事者や家族,あるいは支援者がどのようなネットワークをもっているかを明らかにすることです。

事例ごとにエコマップを描く

人は,1人では明るく前向きに生きることは

難しいものです。しかし，人とつながることに恐怖や警戒心をもって生きる人も多くいます。精神障害の経験があったり，自発的ではない入院（医療保護入院など）を経験した人ならなおさらです。自信をもちにくかったり，他者のことを警戒したりしてしまうことでしょう。

ですから，その人や家族がどのようなつながりをもって暮らしているかを聞いて理解し，提案していくことは重要です。そのためにも，1人1人にエコマップを描いていき，その人の周囲に安全で安心できる人や場を増やしていくことが重要です。

地域ごとに事例検討を

援助職もそうでない人も，1人の視点ではエコマップを豊かにするためのアイデアには限界があります。自分のエコマップだって自分1人では拡大できないことが多いのですから，他人のエコマップとなるとなおさらですよね。

そこで，援助職の方にとっては，援助している地域で事例検討会に参加すると，その地域にある人や資源が紹介されたりしてエコマップが豊かになるためのきっかけが生まれます。

なお，2023年4月号からは，この「精神科看護」で事例検討会を定期開催することに関する集中連載が行われていますので，そちらもぜひご覧ください。

エコマップが集まると，地域の資源がみえてくる

2023年1月号で「親子以外の関係がほとんどない状態」と「訪問看護や介護サービスが加わ

表1　資源の質と連携

資源の質
- 相手のタイミングやニーズをとらえているか
- 心理的安全性を高めているか
- 抱え込まず連携しているか

連携
- 事例検討や連絡会などのかたちで，資源やアイデアを紹介しあえる場があるか
- 協働した対応を受けられる時間や人の余裕があるか
- インフォーマルな人や団体ともつながりがあるか
- 直接支援を行わない人や団体ともつながりがあるか

った状態」のエコマップの例を簡単に書きましたが，エコマップが集まっていくとその地域に暮らす人たちが何を資源にしているかが見えやすくなります。

たとえば，ある町の不登校・ひきこもりの方の家族の集まりに参加している方々は，以下のような人や場を自分の資源としていました。

- 同じような経験をもっている人と話す機会
- 部屋や場所を借りやすい公共機関
- ほかの地域の家族の集まりの情報が得られる機会

前回は，地域アセスメントのためのグループインタビューを紹介しましたが，当事者や家族へのグループインタビューの際には，その人それぞれのエコマップを描くことを念頭においてインタビューを展開することが有益です。

今回はここまで。次回は集まった事例の分析方法などについて紹介します。

39 Next Step
精神保健面の地域アセスメント（10）

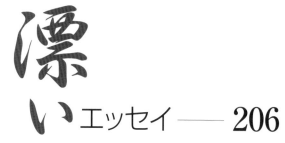

坂田三允の
漂いエッセイ——206

世界一のスーパーコンピュータにできないこと

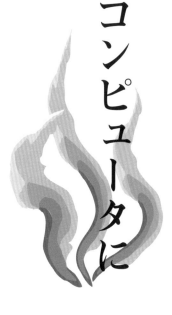

久しぶりに週刊誌を買った。通勤電車で読むための手ごろな文庫本を読み終えてしまって，帰りに読むものがない。家に帰れば読みたい本が何冊もあるのだけれど，いずれもハードカバーの重いものばかり。少なくとも満員電車のなかで立ち読みできるものではないのだ。通勤時間の長い私は電車のなかでしかゆっくり本を読めない。言いかえれば，電車のなかでの読書が唯一の私の娯楽なのである。というわけで，何かないかなと駅の本屋さんに入ったけれど，これはと思うものが見当たらず，電車の発車時間も迫っている。B5判の週刊誌ならサイズは大きいけれど軽い。なんとかなるだろうと入口にあった『週刊新潮』（3月2日梅見月増大号）を購入した。

トップにあったのは2022（令和4）年に行われた東大寺の「修二会」，その「お水取り」の巨大な松明の写真。本物を見たことはないけれど，迫力あるなぁと思う。正式名称は「十一面悔過法要（じゅういちめんけかほうよう）」というそうで，東大寺二月堂の本尊である秘仏，十一面観世音菩薩の前で堂内にこもった11人の僧侶が，日々

私たちが犯している過ちを懺悔し，天下泰平，五穀豊穣など，世の中の人々の幸福を祈願する行事なのだそうだ。過ちをお坊様がまとめて懺悔してくださるとはありがたいことだと思う反面，懺悔は本人が悔い改めなくてはならないのではないかとも思いつつ読み進めていくうちに，「医の中の蛙」というエッセイがあった。

日本赤十字社医療センター化学療法科部長 國頭英夫先生という方がお書きになっている連載で，この回のテーマは「スパコンの使い道」であった。「理化学研究所と富士通が共同開発した『富岳』は国際スーパーコンピューティング会議なるものの『TOP500』ランキングで2020年から2021年にかけて性能第1位を認定された」という書き出しを見て，私はすぐに「2位じゃだめなんでしょうか」という蓮舫さんの言葉を思い出してしまった。調べてみたら，この言葉は2009（平成21）年11月13日に発せられたもので13年も前のことだったのだ。それだけインパクトが強かったということなのだ。というより，私もそう思ったからもしれない。別に2位だっていいじ

坂田三允
さかた みよし
多摩あおば病院看護部顧問（東京都東村山市）

Miyoshi SAKATA
TADAYOI ESSAY

ゃない。どうして1位じゃなければならないの？　それは素朴な疑問だったのだが……。

　Googleさんに「蓮舫　2位じゃダメなんですか」と入力してみたら，蓮舫さんのこの言葉は「予算の無駄」を洗い出す会議で発せられたもので，その会議に出席していたお役人さんたちはその場ではそれに反論を示すことができず，計画が凍結されることになった。しかし，その後多くの科学者からの「凍結はわが国の科学の発展に影響を与える」という抗議があって凍結は撤回され，2年後の2011（平成23）年にわが国のスパコン「京」は世界1の計算速度を達成したとあった。そこには蓮舫さんの質問の意味も書かれており，「1位になればどんな研究ができるのか」「国民のメリットは何か」「2位になる不利益は何か」と問うものであったという。ニュースで本質が切り取られてしまうことの恐ろしさを感じてしまう。でも，世の中捨てたものではない。予算の無駄の会議から2年後「京」の後継となる「富岳」の開発に携わることになった松岡さんという方は，蓮舫さんの質問の意味を考え，「サイエン

スとして何が必要かを純粋に議論して明らかにするもので最高性能のマシンだけを目指すものではない」というところから「富岳」の設計をされたという。

　それでは，その「富岳」の働きとはどのようなものなのか國頭英夫先生のエッセイに戻ると，「産業利用で使う計算の処理能力やビッグデータの解析能力の指標では一位を維持しているらしい。（中略）よく出てくるのは新型コロナウイルスの飛沫拡散のシミュレーションで，机の前に座っている人がくしゃみをしたらウイルスを含む飛沫やエアロゾルがこんなに広がる。前にアクリル板を置いていても乗り越えて来る，みたいな動画であるが，正直言ってそんなの当たり前じゃね？　としか思えなかった」とあり，國頭先生はあまりスパコンの使い道がお気に召さないようなのだった。

　さらに次世代の技術である量子コンピューターのお話も出てくる。もう私にはついていけないのだが，量子コンピューターは「富岳」のようなスパコンでは1万年かかる計算を数分でできてしまうそうだ。「へ〜」としか言いようがない。そ

の量子コンピューターで使われる高度な技術を応用して約100人の従業員の勤務シフトを自動でできるシステムを開発し，個人の休みの希望や勤務時間，時間帯ごとの必要人数などの入力でシフトが自動で作成され，人の場合は11時間以上かかった時間を半分以下に短縮できるのだそうだ。ここでも「ふ〜ん」でしかない。

　「勤務シフトの作成がどんなに苦労するものか，私は間近で見ている。病棟ナース（1病棟30人くらい）の勤務表を作成するのに，婦長さんは毎月ウンウン唸りながら苦労している（中略）この日は新人ばかりで危ないとか，特定のナースにシフトの偏りが出てしまう，なんてことが起こるそうだ。そこまで条件を設定すると作成ソフトは『解がない』と投げ出してしまう。よって，個別に『ここはなんとかならない？』とか『この日に出てきてくれない？』みたいな交渉をせねばならない。それはコンピューターには無理だろう」

　こんなふうに看護師のことを見ていてくださる國頭先生はとてもステキな先生に違いないと私は思ったのだった。

月刊 精神科看護
THE JAPANESE JOURNAL OF PSYCHIATRIC NURSING

次号予告

2023年5月20日発売

特集

虐待という結果に至る前に
しなければならないこと

倫理と精神科看護
虐待の"芽"を早期につむための毎日の実践
看護するよろこびを取り戻し共有する―感情の摩耗こそ大敵
そのとき私たちが感じていた思い―体験記

EDITING POST SCRIPT

◆鳥インフルエンザが国内で流行していることによって，卵不足が発生しています。いつも行っているスーパーも，仕事終わりの夜に寄ると卵のパックはすでに売り切れており，あったとしても非常に高価。ありがたい良質栄養源として以前までは冷蔵庫内に卵を常備していたのですが，ここしばらくは卵の存在がありません。庫内でかつて卵のパック用のスペースだったところには，豆腐が鎮座しています。もともと卵は高級品扱いだったといいますし，無理をして買い求めるものでもないのでは？と考えをあらためています。でも，うどんに卵を割りたいときもある……と葛藤する夜もあるので，まだまだ意識変革ができていないようです。　　　　　　　　　　　　　　　(C)

◆看護師の感情がすり減るときに，何が起きてしまうのか。そしてその感情はどのようにして回復していくのか。このところそればかりを考えています。考え過ぎて夢を見ました。夕暮れ時の病棟。自分がこぼした水に滑って転ぶ患者さん。リノリウムの床に骨がぶつかるあの独特な音。その音を耳にしても振り返りもせず，モップがけを続ける看護師。詰所から数名の看護師が駆けてくる。患者への処置を行っている同僚を光のない目で見つめる看護師は，ただただモップがけを続けている……。「ウォ」と目覚めて，ひとしきり悲しい気持ちになった後，「あの昏い目をした看護師さんに雑誌として何が提供できるか」と深く考えこんでしまうのでした。　　　　　　　　　　　　(S)

STAFF

◆月刊「精神科看護」編集委員会 編
　金子亜矢子(一般社団法人日本精神科看護協会)
　小宮浩美(千葉県立保健医療大学健康科学部)
　佐藤恵美子(一般財団法人聖マリアンナ会東横惠愛病院)
　木戸芳史(浜松医科大学医学部)

◆協力
　一般社団法人日本精神科看護協会

◆EDITOR
　霜田 薫／千葉頌子

◆DESIGNER
　田中律子／浅井 健

◆ILLUSTRATOR
　BIKKE

◆発行所
　(株) 精神看護出版
　〒140-0001　東京都品川区北品川1-13-10
　　　　　　　ストークビル北品川5F
　TEL.03-5715-3545／FAX.03-5715-3546
　https://www.seisinkango.co.jp
　E-mail　info@seisinkango.co.jp

◆印刷　山浦印刷株式会社
●本書に掲載された著作物の複製・翻訳・上映・譲渡・公衆通信(データベースの取込および送信可能化権を含む)に関する許諾権は，小社が保有しています。

2023年5月号　vol.50　No.5　通巻371号
2023年4月20日発行
定価1,100円(本体価格1,000円＋税10%)
ISBN978-4-86294-275-3

精神科看護

定期購読のご案内　月刊「精神科看護」は定期購読をおすすめします。送料は無料でご指定のご住所へお送りいたします。バックナンバーからのお申し込みも可能です。購読料，各号の内容，申し込み方法などは小社webサイト(https://www.seisinkango.co.jp/) をご確認ください。

雑誌『精神科看護』広告媒体資料

雑誌『精神科看護』は発行より40年を迎え,精神保健医療福祉分野で仕事をする看護者に向けた専門誌として広く購読されています。精神保健医療福祉の動向にもとづいた特集,調査報告・研究,精神科看護技術に関する連載,最新の精神医学の解説,関連図書の紹介・書評などを掲載しております。

発行：月間(毎月20日発行)／**価格**：定価1,100円(本体価格1,000円+税10%)／**発行部数**：5,000部
主購読者：精神科病院(総合病院の中の精神神経科含む)・保健福祉施設に勤務する看護者,看護師等養成機関で働く教員(看護者),コメディカル等にご購読いただいております。
判型：B5判／**頁数**：80〜96ページ／**表紙**：4色／**本文**：2色

『精神科看護』広告掲載に関して

雑誌『精神科看護』では随時,広告の募集を行っております。なお,掲載希望号がある場合はお申し込みの際に担当者にお伝えください。

❖**お申し込み方法**
　お電話(03-5715-3545)にてお申し込みください。
　＊掲載号によってはご希望のサイズに沿えない場合がございます。
❖**広告お申し込み締め切り**
　発行日の50日前(前々月末日)必着
❖**広告原稿締め切り**
　発行日の30日前(前月20日)必着
❖**入稿に関して**
　広告原稿はCD-ROMなどを下記の送付先に送付いただくか,メールで送信して下さい。
❖**ご請求に関して**
　雑誌刊行後,広告掲載誌とともに請求書を送付いたします。

求人広告料金 [掲載場所：表3対向ページ(最終ページ)／色数：2色]

サイズ	囲み枠 (天地mm×左右mm)	本文スペース (天地mm×左右mm)	広告料 (税込)
1頁	237×151	227×149.5	66,000円
2/3頁	155×151	145×149.5	55,000円
1/3頁	74×151	64×149.5	22,000円
1/6頁	74×74	58×72	16,500円

広告料金

掲載場所	サイズ	色数	寸法(天地mm×左右mm)	広告料(税込)
表4	1頁	4色	190×155	176,000円
表3	1頁	4色	226×155	121,000円
		1色	226×155	66,000円
表2	1頁	4色	226×155	132,000円
		1色	226×155	77,000円
記事中	1頁	2色	220×146	55,000円
	1/2頁	2色	102×146	27,500円
	1/4頁	2色	102×68	22,000円
綴込広告	1枚	設定なし	製品広告	176,000円
			記事体広告	198,000円

送付先　精神看護出版　・〒140-0001　東京都品川区北品川1-13-10　ストークビル北品川5F
　　　　・TEL.03-5715-3545　・FAX.03-5715-3546　・E-MAIL.info@seishinkango.co.jp

月刊『精神科看護』価格改定のお知らせ

　平素は格別のご高配を賜り，厚く御礼申し上げます。

　弊誌月刊『精神科看護』の本体価格を原材料費である印刷代や用紙代，お届けの際の送料などの高騰に伴い，2024年1月号（2023年12月20日発売予定）より改定させていただきます。また，年間購読についても，2024年1月号以降については新購読料とさせていただきます。

　弊社といたしましては，2002年の月刊『精神科看護』発売より本体価格の値上げをせずに価格維持に努めてまいりましたが，このところの印刷諸経費，送料の高騰は私どもの努力を大きく超えるものでございます。

　つきましては，まことに遺憾ではございますが，下記のとおり価格を改定させていただきます。

◉ 改定前の価格（2023年12月号まで）

　通常号：定価1,100円（本体価格1,000円＋税10%）

　増刊号：定価2,200円（本体価格2,000円＋税10%）

◉ 改定後の新価格（2024年1月号から）

　通常号：定価1,320円（本体価格1,200円＋税10%）

　増刊号：定価2,640円（本体価格2,400円＋税10%）

　今回の価格改定は，誠に心苦しく読者の皆様には申し訳なく存じますが，これを機により充実した誌面作りに邁進してまいりますので引き続きのご愛読のほど，よろしくお願い申し上げます。

　何卒ご理解を賜りますようお願い申し上げます。

お問い合わせ

（株）精神看護出版

〒140-0001　東京都品川区北品川1-13-10　ストークビル北品川5F

TEL. 03-5715-3545　FAX. 03-5715-3546　E-MAIL. info@seishinkango.co.jp